질병은 우리 몸에서 어떻게 시작될까

질병은 우리 몸에서
어떻게 시작될까

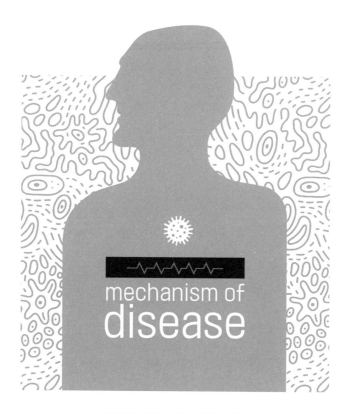

mechanism of
disease

데라다 다케시 지음 | 배영진 옮김

전나무숲

모든 질병은
근본 원인 5가지 때문에 생긴다

나 : "위 내시경으로 찍은 사진을 보세요. 위 속의 어디에도 이상이 없습니다. 위벽이 깨끗하고 궤양 같은 것도 없군요. 헬리코박터파일로리균의 검사 결과도 양호합니다."

환자에게 내가 이렇게 설명했다. 그러자 40대 남성 환자가 '아, 역시나…' 하는 표정을 지으면서도 살짝 고개를 갸웃거리며 이렇게 말했다.

환자 : "다른 병원에서도, 또 그 앞의 병원에서도 결과가 같았습니다. 그런데도 저는 위가 몹시 아픕니다. 혹시 위산이 지나치게 분비되어 그런 건 아닐까요?"

나 : "위산 분비도 정상입니다. 그리고 원래 우리나라 사람들은 위산 분비가 그다지 많지 않습니다."

환자 : "하지만 다른 병원에서 찾아내지 못한 그 무엇이 있는 게 아닐까 하는 생각이 들어서 선생님을 찾아왔는데 모든 게 정상이라니, 도무지 이해가 되지 않아요. 대체 어디에 원인이 있는 걸까요?"

이는 우리 클리닉을 찾아온 환자들과 나누는 전형적인 대화다. 사실 내가 진찰하여 위벽 사진을 촬영한 환자가 100명이라고 할 때 그중에 암이나 궤양 등의 이상이 있는 사람은 한두 명에 불과하다. 나머지 99%의 사람들은 전혀 이상이 없다. 헬리코박터파일로리균도 60대 이상에서는 60% 정도의 감염률을 보이지만, 50대에서는 40%, 40대 이하에서는 20% 이하의 감염률에 머물러 있다.

그런데도 환자들은 "배가 아파요!"라고 호소한다. 왜 그럴까?

많은 사람이 '원인 모를 불편'에 시달리고 있다

위통을 포함해 일상에서 다음과 같은 몸의 불편을 느끼는 사람들이 꽤 있다.

- 몸이 무겁다. 잠을 푹 잤는데도 피로가 풀리지 않는다. 밤잠이 잘 오지 않는다.
- 짜증이 난다. 우울하다. 의욕이 솟지 않는다. 정신이 산만하다.
- 얼굴이나 몸에 좁쌀 같은 것이 난다. 피부염이 생긴다.
- 손발이 차갑다. 월경 불순이나 월경전증후군이 있다.
- 머리가 아프다. 두근거림이 있다.
- 탈모 증상이 있다.

날카로운 물건에 손가락이 베이면 꿰매면 되고, 암을 발견하면 적출하면 된다. 이렇게 상처나 질병의 원인이 뚜렷하면 그것을 제거함으로써 치료할 수 있다. 그런데 많은 사람이 일상에서 느끼는 증상 대부분은 의료 현장에서 그 원인이 밝혀지지 않는다. 특히 한창 일할 나이인 30~50대의 직장인이라면 앞서 늘어놓은 증상 중 최소 하나라도 몸소 느끼며 살아갈 것이다. 이처럼 원인은 알 수 없지만 왠지 모르게 컨디션이 나쁜 증상을 '부정형 신체 증후군'이라고 한다.

부정형 신체 증후군으로 진단되면 내과적 이상이 인정되지 않기에 의사가 심료내과[*]의 진찰을 받으라고 권하기도 한다. 따지고 보면, 마음과 몸은 밀접하게 이어져 있어서 스트레스, 우울 따위의 정신적 불편이 신체적 괴로움을 부르기도 한다.

그렇지만 심료내과에 가도 대개는 신체 증상에 직결된, 두드러진 심리적 원인을 찾아내지 못한다. 우리 몸은 다양한 장기와 기능이 서로 복잡하게 얽힌 상태로 작용하면서 균형을 유지한다. '여기가 나쁘니까 이 증상이 나타난다'라는 인과관계가 한 방향으로 정해져 있는 것이 아니라 서로 영향을 미친다는 뜻이다. 이러한 우리 몸의 복잡성 때문에 뚜렷한 원인을 알아낼 수 없는 상태가 부정형 신체 증후군이다.

'미병'의 상태를 간파하는 능력은 현대인의 필수 요건이다

현대 의료의 기초 이론인 서양의학에는 '정상'과 '이상'의 두 가지 개념밖에 없다. 눈앞에서 환자가 몹시 괴로운 증상을 호소해도 검사 자료나 영상에서 이상이 발견되지 않으면 "당신은 정상입니다"라고 진단한다.

그러나 현실에는 영상으로도 수치로도 파악할 수 없는 '이상'이 있다. '질병이 아닌 것'과 '질병' 사이에 확실한 경계선이 있는 것이 아니라, 천천히 질병을 향해 가는 연장선이 존재한다. 이처럼 질병에 이르

---

[*] 심료내과 : 심신의학을 바탕으로 치료하는 전문 내과로, 일본에서는 주요 대학병원에 개설되어 있다. 우리나라의 정신건강의학과와 유사하다.

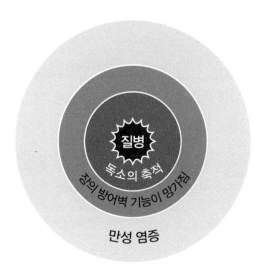

기 전의 상태를 '미병(未病)'이라고 일컫는다. 앞서 설명한 부정형 신체 증후군이 바로 이 미병에 포함된다.

도표 0-1을 보자. 나는 질병의 원인이 대개 이 3가지 요소로 집약된다고 여긴다. 먼저, 우리 몸 어딘가에 염증이 일어난다. 여러 형태의 염증이 있을 수 있지만, 대체로 '만성 염증'이 근본 원인이 된다. 여기에 장의 방어벽 기능이 망가지면서 제대로 영양을 흡수하지 못하고 다양한 독소가 스며든다. 그리고 그 독소가 쌓여서 질병이 된다.

서양의학의 관점에서 말하면, 미병은 '정상'의 범위에 속한다. 그러나 스트레스를 많이 받는 현대사회에는 미병의 영역에 속하는 '원인 모를 불편'에 시달리는 사람들이 실제로 많다. 이러한 미병을 그대로 내버려 두면 차츰 불편한 정도가 심해져서 이윽고 병이 되고 만다.

미병은 정말 어쩔 수 없는 것일까? 그렇지 않다. 불편을 일으키는 신체 메커니즘을 이해하면 미병의 초기 단계에서 자신의 심신 상태를 파악해 그 불편을 예방하거나 조기에 개선하는 것은 어렵지 않다.

또한 미병 상태임을 재빨리 간파하여 개선하는 방법을 알아두는 것이, 특히 왕성하게 일해야 하는 사람들에게는 꼭 필요한 능력이라고 할 수 있다. 누구든 일이건 취미건 젊은 시절의 능력을 가능한 한 오래 유지하고 싶어 한다. 그런 소망은 미병의 낌새를 미리 알아채고 능동적으로 자신을 관리함으로써 얼마든지 이룰 수 있다.

우리는 왜 질병에 걸릴까

뚜렷한 요인이 없는 미병의 정체는 도대체 무엇일까? 그리고 미병은 어떻게 해야 개선될까? 이러한 의문에 관해 하나의 길잡이 구실을 하고 싶어서 이 책을 쓰게 되었다.

미병의 원인을 조금 더 구체화한 것이 도표 0-2다. 어디에 만성 염증이 있을까? 수면은 제대로 취하고 있는 걸까? 저혈당을 일으킬 정도로 식생활에 문제가 있지는 않은가? 운동은 적절히 하는 편인가? 스트레스가 쌓이지는 않았는가? 여기에 미토콘드리아의 기능이 저하되고,

호르몬과 신경전달물질의 균형이 무너져 장내 환경이 나빠지면 독소가 쌓임으로써 해독 작용이 약해지기에 병이 생긴다.

외상을 입었거나 수술로 장기를 적출하는 등의 특수한 경우를 제외하면 난치병이라는 유전 질환도 대부분은 후천적 환경 요인이 얽혀서 발병한다. 따라서 이런 질병의 '근본 원인'을 개선하면 몸과 마음 모두 건강한 생활을 할 수 있다.

"모든 질병은 장에서 시작된다(All diseases begin in the gut)"라고 의학의 아버지 히포크라테스(BC 460~370년)가 말했다. 그렇다면 장내 환경을 건전하게 조성하면 병을 막을 수 있을까? 그러나 우리 몸의 구조는 그렇게 단순하지 않다. 장내 환경은 물론이고 간의 해독 작용에도 영향을 미치는 보조 인자 '미토콘드리아', '신경전달물질', '호르몬'이 존재하기 때문이다. 미토콘드리아는 우리가 활동하는 데 꼭 필요한 세포의 에너지(아데노신삼인산: ATP)를 만들어내며, 신경전달물질과 호르몬은 자율신경의 균형을 맞춰서 심신의 상태를 정상으로 유지한다. 이 보조 인자들은 눈에 보이지 않는 곳에서 소임을 완수한다.

여기서 말하는 호르몬은 부신호르몬, 갑상샘호르몬, 성호르몬을 가리킨다. 그중에서도 부신이라는 작은 장기에서 분비되는 항스트레스 호르몬 '코티솔'이 아주 중요하다.

코티솔은 스트레스에의 대항, 몸의 염증 억제, 혈당 조절, 면역 억제, 수면과 같은 하루 활동 리듬을 조절하는 다양한 작용을 한다. 코티솔

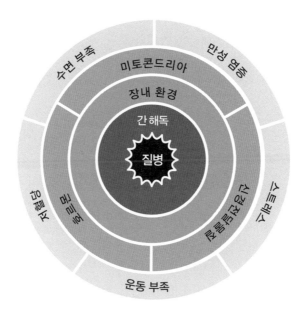

※ 유전 질환, 외상, 수술 후는 제외한다.

의 분비가 충분하지 않거나 과도하면 스트레스에 제대로 대항할 수 없게 되어 심신의 균형을 유지하지 못한다. 이처럼 부신에서의 코티솔 분비에 이상이 생겨서 심신이 불편해지는 현상을 '부신 피로'라고 한다.

실은, 앞서 제기한 미병의 정체는 부신 피로와 깊은 관련이 있다. 부신 피로는 미병의 상태를 아는 데 중요하므로 제1장에서 자세히 다루겠다.

미병의 정체는 부신 피로와 관계가 깊다고 했는데, 그러면 부신 피로는 무엇 때문에 생길까? 대답은 아래와 같다.

- 만성 염증
- 저혈당
- 수면 부족
- 스트레스
- 운동 부족

자세한 내용은 본문에서 설명하겠지만, 이 5가지 현상이 보조 인자 3종(미토콘드리아, 신경전달물질, 호르몬)의 기능을 떨어뜨리고, 장내 환경을 황폐화하며, 간의 해독력을 약화시킴으로써 질병을 일으키는 '만병의 근본 원인'이다.

이들 근본 원인 5가지는 식사, 운동, 수면이라는 생활습관에서 비롯한다. 요컨대, 이 5가지 근본 원인을 일으키지 않기 위한 식사, 운동, 수면의 비법을 알고서 생활습관을 보완해나가면 부신 피로를 개선하고 간의 해독 작용과 장내 환경을 정상화하여 결과적으로 심신의 모든 불편을 예방하거나 치료할 수 있다. 이것이 내가 이 책을 통해 알리고 싶은 핵심이다.

즉 '질병을 일으키는 메커니즘'을 마음에 새겨두고 다음과 같은 구성으로 왜 우리가 병에 걸리는지를 해설하고자 한다.

제1장 : 원인 모를 심신의 불편(미병)은 어디에서 올까?

제2장 : 온갖 질병을 일으키는 근본 원인 5가지

제3장 : 보이지 않는 곳에서 활약하는 보조 인자들

제4장 : 질병으로부터 나를 지키는 장내 환경, 간의 해독 작용

제5장 : 질병의 근본 원인 5가지는 식사를 통해서 예방·개선하자

이 가운데서도 가장 중요한 것이 질병의 근본 원인 5가지다. 그리고 이를 개선하는 접근법은 식사다. 내가 최근에 연구한 '분자영양학'의 이론을 바탕으로 질병의 근본 원인 5가지를 개선하는 식사법에 관해 설명할 것이다.

의사로서의 나의 각오

먼저 의사로서 나의 각오 두 가지를 밝혀둔다.

첫째, 'ㅇㅇ가 옳다', 'ㅇㅇ 사고방식은 틀렸다' 식의 절대적인 사고방식이나 가치관을 고집하지 않겠다.

나는 소화기 외과의로서 의사의 길을 걷게 됐으며, 대학병원에서 10년

간 암 수술 등을 했다. 그 당시는 "외과의야말로 환자의 생명을 구할 수 있는 의사다"라는 사명감에 불탔고 그 사실을 믿어 의심치 않았지만, 가장 새롭고 좋은 수술법으로 치료를 했는데도 병이 재발하는 환자들을 보면서 실망하기 시작했다.

실의에 빠진 나는 대학병원 근무를 그만두고, 개인 클리닉을 경영하던 아버지의 뒤를 이어 그곳의 내과의가 됐다. 그리고 '질병의 근본 원인은 무엇일까?'라는 의문에 대한 답을 찾으려고 예방의학 등 많은 문헌과 논문을 탐독했다. 현미 채식, 단식, 저당질·고단백 식단, 비건(vegan. 완전 채식주의자) 식단 등 좋다고 생각한 것은 무엇이든 시도해봤다. 그 과정에서 '하지만 이건 아니야', '나는 환자를 치료해야 할 의사야', '예방의학과 치료의학은 달라', '나는 암을 만들지 않는 의사이자 암을 고치는 의사가 되기 위해 대학병원을 그만두지 않았던가'와 같은 갈등을 겪다가 분자영양학이라는 길에 들어섰다. 그리고 그 과정에서 '부신 피로'라는 실마리를 찾았다.

그런 경험에서 터득한 것은 '현대 의료를 부정하거나 무시할 게 아니라, 좋은 요법이 있으면 도입하는 융통성이 중요하다'라는 깨달음이었다.

둘째, 사람에게는 개인차가 있다는 것을 인정하겠다.

지극히 당연한 사실이지만, 사람마다 각기 타고난 특성이 있다. 술을 마실 수 있는 사람과 못 마시는 사람, 살이 찌기 쉬운 사람과 그렇지 않은 사람이 있다. 몸으로 나타나는 불편의 정도 또한 다르다.

이 책에는 먹지 말아야 할 식품과 영양소에 관한 내용이 많이 실려 있다. '흰 밀가루는 좋지 않다', '알코올은 멀리하자'가 대표적인데, 나도 라면이나 파스타를 먹고 술도 물론 마신다. 중요한 점은 자기 몸의 특성과 불편의 정도에 맞춰서 식사와 운동 등의 생활습관을 어떻게 개선해야 할지를 궁리하는 것이다. 이 책에서는 다양한 검사법을 소개하지만, 흔히 하는 건강검진만으로도 많은 것을 알 수 있다. '자기의 몸 상태를 아는 것'이 건강을 위한 첫걸음이다.

질병의 근본 원인 5가지는 어떻게 생기는 것일까? 그들로부터 우리 몸은 어떤 형태로 위협받을까? 그 근원적인 메커니즘을 아는 것이 복잡한 현대사회를 사는 우리에게 매우 중대하다.

_ 데라다 다케시

머리말 모든 질병은 근본 원인 5가지 때문에 생긴다   4

제1장 원인 모를 심신의 불편(미병)은 어디에서 올까?

1-1 원인 모를 불편의 정체는 '부신 피로'?

스트레스 호르몬을 분비하는 부신   25
보이지 않는 곳에서 수고하는 주인공, 코티솔   27
부신 피로가 진행되는 3단계   29

1-2 '부신 피로'라는 병명은 없다

코티솔의 분비를 명령하는 HPA 축   31
부신 피로는 HPA 축의 기능장애를 말한다   33

1-3 부신 피로의 근본 원인 5가지

질병의 메커니즘과 코티솔의 역할   34
부신 피로의 원인 5가지가 곧 질병의 근본 원인이다   36
부신 피로의 치료는 근본 원인 5가지에서 시작되어야 한다   37

제2장 온갖 질병을 일으키는 근본 원인 5가지

2-1 모든 질병의 근본 원인 ① 만성 염증

신체의 염증에는 급성 염증과 만성 염증이 있다　41

만성 염증이 있으면 어떤 증상이 생길까　42

만성 염증이 몸에 나쁜 이유 2가지　43

염증이 비만 체질을 만든다　45

우울증도 노화도 만성 염증 증상이다　48

만성 염증을 멈춰줄 브레이커들　52

2-2 모든 질병의 근본 원인 ② 저혈당

저혈당은 미토콘드리아의 기능장애다　53

저혈당을 일으키는 혈당 스파이크　56

저혈당의 원인 ① 혈당을 올리는 호르몬의 분비 장애　57

저혈당의 원인 ② 당의 신생 장애　59

저혈당의 원인 ③ 인슐린 저항성　62

2-3 모든 질병의 근본 원인 ③ 수면 부족

심신을 가다듬는 수면의 메커니즘 3가지　64

수면의 질을 결정하는 멜라토닌의 작용　65

멜라토닌의 분비를 멈추는 생체 시계　66

멜라토닌만큼 중요한 성장호르몬　67

수면 부족이 몸에 끼치는 악영향   70

분자영양학의 관점에서 본 수면 부족의 원인   72

수면 부족의 원인 ① 호르몬의 혼란(코티솔, 프로게스테론)   73

수면 부족의 원인 ② 장내 환경의 불안정   74

수면 부족의 원인 ③ 간 해독 기능의 저하   75

구리가 과잉되거나 비타민B6가 부족해도 수면 부족이 생긴다   77

일상에서 수면의 질을 높일 수 있다   80

2-4 모든 질병의 근본 원인 ④ 스트레스

각종 스트레스에 둘러싸인 현대인   83

스트레스의 징조를 감지하여 미리 대비하는 것이 중요하다   84

스트레스를 감지하는 뇌의 능력은 원시시대와 수준이 같다   86

뇌는 ATP의 20% 이상을 소비하는 에너지 도둑이다   87

2-5 모든 질병의 근본 원인 ⑤ 운동 부족

운동은 질병으로부터 우리를 지키는 보충제다   90

운동의 효과 ① 인슐린 저항성을 개선한다   91

운동의 효과 ② 미토콘드리아의 수를 늘린다   94

운동의 효과 ③ 자율신경의 균형을 잡는다   96

운동 강도는 부신 피로의 진행 단계에 맞춰서 결정하자   97

제3장

보이지 않는 곳에서 활약하는 보조 인자들

3-1 37조 개의 에너지 공장, 미토콘드리아

세포의 생명 활동에 관여하는 세포소기관, 미토콘드리아   103

생명 유지에 없어서는 안 될 에너지 생산 공장　104

미토콘드리아의 기능 저하가 부정형 신체 증후군을 일으킨다　107

미토콘드리아의 기능 저하를 부르는 원인 4가지　109

미토콘드리아는 활성산소의 발생원이기도 하다　110

미토콘드리아의 활성화에 꼭 필요한 항산화 작용　113

3-2 신경전달물질은 몸과 뇌를 오가며 정보를 운반한다

신경전달물질은 뇌 속의 정보 전달 책임자　115

주요 신경전달물질의 종류와 기능　117

장내 환경 상태가 신경전달물질에 영향을 미칠까　120

3-3 호르몬(코티솔 · 갑상샘호르몬 · 성호르몬)　122

제4장 질병으로부터 나를 지키는 장내 환경, 간의 해독 작용

4-1 모든 질병은 장에서 시작된다

장의 중요한 작용 3가지　127

독소가 장내에서 몸속으로 흘러드는 장 누수 증후군　130

왜 장내 환경이 나빠지면 우울증에 걸릴까　132

장 누수를 일으키는 식품들　134

내가 인식하지 못하는 사이에 장내로 들어오는 독소들　136

곰팡이의 일종인 칸디다가 장내 환경을 훼손한다　137

4-2 질병으로부터 나를 지키는 최후의 보루, 간의 해독 작용

간의 중요한 작용 3가지　140

간 해독의 3단계   141

쓸개즙산의 역할   144

해독만큼 중요한 간의 역할, 에너지대사   147

 **제5장 질병의 근본 원인 5가지는
식사를 통해서 예방 · 개선하자**

5-1 질병의 근본 원인 5가지를 예방 · 개선하기 위한 올바른 접근법

생활습관을 바로잡는 것이 예방·개선의 첫걸음이다   151

식사에서 중요한 점은 개인차를 확실히 파악하는 것이다   153

주식은 현미가 최적이다   155

적극 섭취하기를 권하는 영양소 7가지   157

부신 피로 증상이 있는 사람은 피하는 편이 좋은 식품   162

5-2 만성 염증을 예방 · 개선하는 식사법

만성 염증의 브레이크 구실을 하는 영양소   164

항염증성 지질 : 염증을 억제하는 오메가-3 지방산   165

항염증성 허브 : 항염증 기능을 지닌 3대 허브 '베 · 쿠 · 케'   168

비타민D   169

5-3 저혈당을 예방 · 개선하는 식사법

혈당 스파이크를 억제하려면 '간식을 자주 그리고 적게 먹기'   170

간식으로 가장 적합한 '칡가루 수프'   171

인슐린 저항성을 개선하는 보충제   174

비타민이니 미네럴로 미토콘드리아를 활성화하자   175

5-4 **수면 부족을 예방 · 개선하는 식사법**

신경전달물질은 단백질로 만들어진다   177

5-5 **장내 환경에 좋지 않은 식품들**

장내 환경을 안정적으로 유지하려면 이런 식품은 섭취하지 않는 편이 좋다   181

장내 환경을 교란하는 식품 ① 정제 곡물(밀가루)   183

장내 환경을 교란하는 식품 ② 우유   185

장내 환경을 교란하는 식품 ③ 트랜스지방산   187

장내 환경을 교란하는 식품 ④ 정제 당질   188

장내 환경을 교란하는 식품 ⑤ GMO(유전자 변형 식품)   189

장내 환경을 교란하는 독소는 멀리하자   189

영양요법 관련 주요 검사들   190

맺음말 나의 비전은 웃음이 많고 건강한 사회를 만드는 것   196

참고 문헌   201

제1장

원인 모를
심신의 불편(미병)은
어디에서 올까?

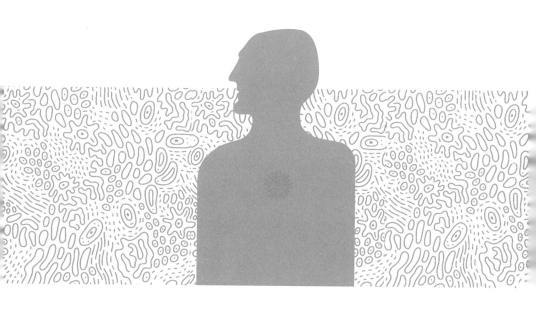

이 장에서는 원인 모를 심신의 불편, 즉 미병의 실체인 '부신 피로'의 발생 메커니즘에 관해 알아보겠다.

콩팥 위에 있는 지름 3cm 크기의 작은 장기가 부신이다. 부신은 각종 호르몬을 분비하여 몸과 마음의 균형을 유지하는 중요한 작용을 하는데, 그중에서도 주목해야 할 것이 '코티솔'이라는 스트레스 호르몬이다. 코티솔의 분비를 조절하는 기본 메커니즘으로 'HPA 축(軸) 피드백 시스템'이 있다. 이 시스템에 이상이 생겨서 코티솔의 분비가 지나치게 많아지거나 적어지면 우리 몸의 다양한 기능에 악영향이 나타난다. 이것이 '부정형 신체 증후군', 즉 미병의 정체다. 코티솔의 분비가 정상적으로 이루어지게 하는 것이 곧 우리의 건강을 유지하는 길이다.

원인 모를 불편의 정체는
'부신 피로'?

스트레스 호르몬을
분비하는 부신

　'부신'이라는 단어를 처음 듣는 이들이 적지 않을 것이다. 우리 몸에는 허리 위의 등 쪽에 콩팥이 좌우 1개씩 있다. 이 콩팥 위에 위치하는, 지름 3cm 정도 크기의 세모꼴 장기가 부신이다.

　인체에서의 부신의 역할을 알기 쉽게 말하면, 다양한 종류의 스트레스 호르몬을 생산하고 분비하면서 체내 환경을 늘 최선의 상태로 유지하는 것이다. 제4장에서도 설명하겠지만, 우리는 날마다 외부의 온갖 스트레스에 노출되면서 살아가는데 스트레스를 받더라도 심신이 다시

도표 1-1 ■: 부신에서 생산되는 호르몬의 종류

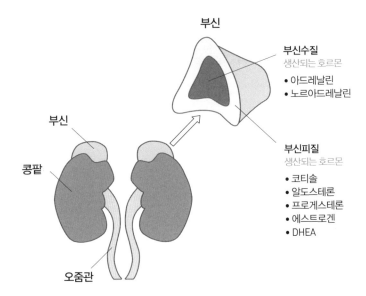

정상 상태로 되돌아올 수 있는 것은 무게 4~5g에 불과한 부신이 다양한 호르몬을 분비하기 때문이다.

　부신은 단팥빵에 비유하면, 빵 부분에 해당하는 부신피질과 단팥 부분에 해당하는 부신수질로 구성되어 있으며, 각각에서 스트레스 호르몬이 만들어져 분비된다(도표 1-1).

보이지 않는 곳에서 수고하는 주인공,
코티솔

부신에서 만들어지는 스트레스 호르몬 가운데서도 코티솔은 '보이지 않는 데서 분발하는 주인공'이라고 할 수 있다. 코티솔이 하는 일은 크게 6가지로 분류할 수 있다.

코티솔의 주요 기능

- 혈당 상승 : 간에서 당이 만들어질(당 신생) 때 코티솔을 분비함으로써 혈당을 높인다.
- 단백질의 이화(異化) 항진 : 근육 속의 단백질 분해를 촉진하여 포도당을 합성한 후 에너지로 바꾼다.
- 지방 조직에서의 지방 분해 : 지방 분해를 촉진하여 당을 합성한 뒤에 에너지로 바꾼다.
- 항염 작용 : 생체를 방어하기 위해 염증을 억제한다.
- 면역 억제 : 면역 작용(몸속에 들어온 이물질을 공격하고 파괴하는 인체의 작용)을 억제해 자가면역질환의 증상을 가라앉힌다.
- 하루의 활동 리듬 가다듬기 : 항상성(호메오스타시스)을 지킴으로써 인체의 활동성을 유지한다. 수면 리듬과 스트레스를 조절한다.

어느 것이나 우리 몸을 정상적으로 유지하는 데 꼭 필요한 기능이라는 사실에 동의할 것이다. 이 내용에 대해서는 앞으로 자세히 알아보자.

그러면 코티솔의 분비가 혼란해지면, 즉 지나치게 많아지거나 적어지면 심신에 어떤 불편이 생길까? 대표적인 증상들을 꼽아보겠다.

코티솔의 분비 혼란으로 겪게 되는 불편들

- 아침에 일어나기가 쉽지 않다.
- 잠을 잤는데도 피로가 풀리지 않는다.
- 기분이 침울해진다.
- 병치레가 잦다.
- 생리전증후군이 나타난다.
- 짠맛이 당긴다.
- 단맛이 갑자기 당긴다.
- 성욕이 없어진다.
- 담배나 커피를 지나치게 즐긴다.
- 의욕이 없어진다(무슨 일이든 시시하다).
- 한낮에는 나른하고, 저녁이 되면 원기가 넘친다.
- 쉽게 흥분하여 이성을 잃어버린다.
- 밤잠을 깊게 자지 못한다.

벌써 감을 잡은 사람도 있겠지만, 열거된 증상 중 상당수가 바로 머리말에서 설명한 '부정형 신체 증후군'에 해당한다. 이런 증상은 결코 원인을 알 수 없는 불편이 아니라, 인체를 정상적으로 유지시키는 코티솔의 분비에 혼란이 생기면서 나타난 결과다.

이같이 부신이 분비하는 코티솔로 말미암은 불편을 총칭하여 '부신 피로'라고 부른다.

부신 피로가 진행되는
3단계

부신 피로는 대략 3단계로 진행된다. 부신 피로 1단계(초기)는 코티솔의 분비량이 많아서 병이라는 느낌이 전혀 없으므로 다소 힘든 일도 무리 없이 해낸다. 병원에 진찰받으러 올 정도면 부신 피로 2단계(중기) 이후에 해당한다. 이런 상태에서 외부로부터 스트레스를 받으면 풍선이 터지듯 단숨에 건강의 균형이 무너져버린다. 다시 말해, 코티솔의 분비가 급격히 떨어져 더 이상 일어설 수도 없게 되어 정신과에 가야 하는 상황이다. 이것이 3단계다.

그러므로 부신 피로가 진행되지 않게 하려면 1단계에서 미병을 알아채고 코티솔의 분비를 정상으로 되돌리는 것이 바람직하다.

이 책에서 앞으로 설명할 내용의 핵심은 코티솔의 분비를 정상으로 되돌리거나 유지하기 위한 건강 관리의 지식이라고 보면 된다. 즉 이 지식을 습득하면 "지금 내가 겪고 있는 증상이 부신 피로인지도 모른다"라고 깨달음으로써 생활습관을 돌이켜보고 스스로 개선해나갈 수 있다.

1-2
'부신 피로'라는
병명은 없다

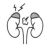

코티솔의 분비를 명령하는
HPA 축

이제까지 부신에서 분비되는 코티솔의 구실과, 코티솔 분비에 혼란이 오면서 생기는 '부신 피로'라는 심신의 불편에 관해 살펴봤다.

사실 '부신 피로'라는 병명은 존재하지 않는다. 왜냐하면 부신 자체에 의학적 이상이 있다고 인정되는 것은 아니기 때문이다(그래서 보통의 진찰에서는 그다지 관심을 가지지 않는다). 부신에서의 코티솔 분비가 지나치게 많아지거나 적어짐으로써 나타나는 심신의 불편을 가리키기 위한 호칭이 '부신 피로'일 뿐이다. 그렇다면 의학적으로는 어떻게 일컬어질

도표 1-2 ::: HPA 축의 기능장애(부신 피로)

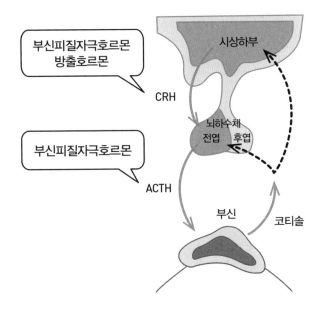

부신피질자극호르몬
방출호르몬

시상하부

CRH

뇌하수체
전엽 후엽

부신피질자극호르몬

ACTH

부신

코티솔

까? 'HPA 축의 기능장애'가 올바른 의학 용어다.

HPA는 시상하부(Hypothalamus), 뇌하수체(Pituitary gland), 부신
(Adrenal gland)의 영어명 머리글자를 합친 용어다. 그리고 뇌의 시상하
부가 뇌하수체를 통해 부신에 코티솔을 분비하라는 명령을 내리는 시
스템을 'HPA 축'이라고 부른다.

부신이 뇌하수체로 보내는 '피드백'과 시상하부가 뇌하수체를 통해
부신으로 내보내는 '명령'이 균형을 이뤄서 HPA 축의 기능이 정상적
으로 발휘된다. 코티솔의 분비량이 적을 때는 부신이 "코티솔 분비를

더 명령해달라!"는 플러스 피드백을 보내고, 분비를 억제할 필요가 있을 때는 "코티솔 분비를 더 이상 명령하지 말라!"는 마이너스 피드백을 해준다.

이같이 부신 → 뇌하수체 → 시상하부로의 피드백과, 시상하부 → 뇌하수체 → 부신으로의 명령이 균형 있게 잘 전달돼서 코티솔 분비가 알맞게 조절되는 것이 HPA 축의 정상적인 상태이다.

부신 피로는
HPA 축의 기능장애를 말한다

코티솔이 너무 많이 분비되어서 부신이 "코티솔 분비를 더 이상 명령하지 말라!"는 마이너스 피드백을 하고 있음에도 불구하고 뇌하수체로부터 "코티솔을 더 분비하라!"는 명령이 오거나, 코티솔 분비가 부족해서 "코티솔을 더 분비하도록 명령해달라!"는 플러스 피드백을 내보내는데 도중에 방해받아서 부신으로 명령이 전달되지 않는 경우가 있다. 이처럼 HPA 축의 피드백 기능이 망가져버리는 HPA 축의 기능장애로 인해 코티솔 분비에 이상이 생기면 체내 상태를 정상적으로 유지할 수 없게 된다. 이것이 부신 피로라고 불리는 불편의 실체다.

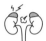

1-3
부신 피로의
근본 원인 5가지

질병의 메커니즘과

코티솔의 역할

　앞에서 설명했듯, 부신 피로는 HPA 축의 기능에 장애가 생겨서 코티솔의 분비량이 지나치게 많아지거나 적어지는 현상을 가리킨다. 부신 피로는 부정형 신체 증후군이라는 '컨디션 불량'의 원인일 뿐만 아니라, 내버려두면 큰 병을 일으키는 도화선이 되기도 한다.

　어떤 이유 때문일까? 앞에서 봤던 도표를 다시 들여다보자.

　우리 몸을 정상적으로 유지하는 기능 가운데 특히 중요한 것은 '장 내 환경'과 '간 해독'이다. 장내 환경과 간 해독을 정상적으로 유지하는

도표 0-2 :: 질병이 생기는 메커니즘 2

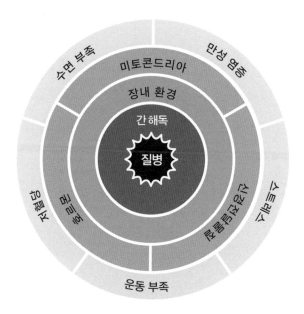

※ 유전 질환, 외상, 수술 후는 제외한다.

데 있어 보이지 않는 곳에서 묵묵히 큰일을 하는 보조 인자가 바로 미토콘드리아, 신경전달물질, 호르몬이다. 호르몬 가운데 하나가 코티솔이다. 코티솔은 장내 환경, 간 해독, 미토콘드리아, 신경전달물질과 관련된 호르몬으로, 우리 몸을 질병으로부터 보호하는 사령탑이라고도 할 수 있다.

부신 피로의 원인 5가지가
곧 질병의 근본 원인이다

이렇게 중요한 코티솔과 각각의 기능이 어떻게 관계를 맺고 있는지는 다음 장 이후에서 설명하겠지만 부신 피로, 즉 코티솔이 제대로 분비되지 않는 HPA 축의 기능장애를 일으키는 요인이야말로 '질병의 근본 원인 5가지'다.

① 만성 염증
② 저혈당
③ 수면 부족
④ 스트레스
⑤ 운동 부족

이는 다양한 외부 스트레스와 식생활을 비롯한 잘못된 생활습관 때문에 생긴다. 이 가운데 '③수면 부족'과 '⑤운동 부족'은 나쁜 생활습관 그 자체다.

질병의 근본 원인 5가지가 HPA 축의 피드백 시스템에 작용함으로써 사령탑인 코티솔의 분비에 차질이 생기고 미토콘드리아, 신경전달물질, 장내 환경, 간 해독의 기능이 저하한다. 이러한 여러 기능의 저하가 근본 원인 5가지를 더욱 악화시키고 그로 인해 각 기능이 더더욱 저하되는 악순환이 거듭됨으로써 결국 병이 생기는 것이다.

우리 몸은 구조가 복잡하기에 인과관계가 분명하지 않은 부분이 많다. 그래서 책의 첫머리에서 비교적 간단하게 설명할 수밖에 없었다. 어쨌든 병의 근본 원인을 찾아보면 이 5가지에 다다르게 된다.

부신 피로의 치료는
근본 원인 5가지에서 시작되어야 한다

그러면 부신 피로를 개선 또는 예방하여 우리 몸을 병으로부터 보호하는 사령탑인 코티솔을 정상적으로 분비시키려면 어떻게 하는 것이 좋을까? 이것이야말로 이 책의 요점이다.

이 대목에서 강조하고 싶은 핵심 내용은 '질병의 근본 원인 5가지부터 치료한다'이다.

요즘 '장내 환경을 개선해 건강을 되찾는다'는 '장활법*'이 유행하면서 유산균이나 유산균 음료, 요구르트를 매일 섭취하는 이들이 늘고

---

* 장활법 : 자연요법사인 프랭크 라포르테 아담스키 박사의 책을 통해 소개되어 일본에서 유행하고 있는 장활 건강법. 장의 기능을 활성화함으로써 면역력을 높이는 방법으로, 장활에 좋은 식품으로 요구르트가 대표적이다.

있다. 이 방법이 전혀 효과가 없다고는 할 수 없지만, 장내 환경이 황폐해진 까닭이 부신 피로에 있다면 근본 원인인 ①만성 염증 ②스트레스 ③저혈당 ④수면 부족 ⑤운동 부족의 측면에서 접근하는 것이 우선이다.

이 근본 원인 5가지를 없애려면 어떻게 해야 할까? 답은 생활습관의 개선뿐이다. 식사, 수면, 운동이 대단히 중요다. 그중에서도 특히 식사는 '우리 몸은 먹은 음식으로 이루어진다'라는 말이 있을 정도로 아주 중요하며, 증상이나 체질에 따라 적합한 영양소를 섭취해야 원하는 효과를 얻을 수 있다. 필요한 영양소를 식품으로 채우기 어렵다면 영양보충제로 채우는 것도 매우 효과적이다.

질병의 근본 원인 5가지는 미토콘드리아, 신경전달물질, 호르몬이라는 보조 인자들에도 영향을 미치면서 장내 환경과 간 해독이라는, 우리를 질병으로부터 지켜주는 기능을 떨어뜨리고 만다. 이 보조 인자들에 관해서는 제3장에서, 장내 환경과 간 해독에 대해서는 제4장에서 각각 설명할 예정이다.

제 2 장

온갖 질병을 일으키는
근본 원인 5가지

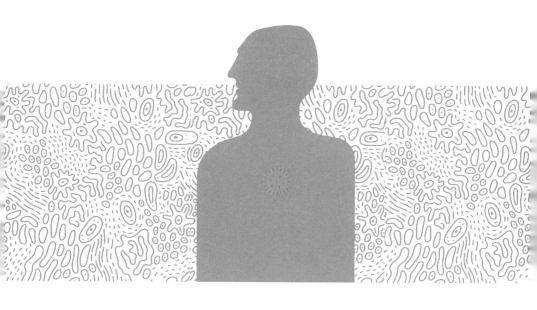

앞 장에서는 병을 일으키는 원인이 부신 피로, 즉 우리 몸의 사령탑 격인 코티솔의 분비에 차질이 발생하는 'HPA 축 기능장애'에 있다고 했다. 게다가 부신 피로를 생기게 하는 요인을 더듬어 가면 질병의 근본 원인 5가지에 도달한다는 이야기도 했다.

이 장에서는 부신 피로의 원인이며, 나아가 모든 질병을 일으키는 근본 원인 5가지에 관해 하나씩 설명한다. 이러한 증상의 특징이나 발생 메커니즘을 알아두면 스스로 질환의 징후를 깨달아서 미병, 즉 부신 피로에서 오는 다양한 심신의 불편을 해소할 수 있다.

모든 질병의 근본 원인 ①
만성 염증

신체의 염증에는

급성 염증과 만성 염증이 있다

먼저 '만성 염증'부터 알아보자. 글자 그대로 만성적으로 생기는 염증을 말하는데, 이렇게 말해도 감이 잡히지 않을 수 있다.

누구나 경험한 적이 있는 '이가 아프다', '배가 아프다', '감기에 걸려 재채기가 멈추지 않는다', '열이 40도까지 올랐다'와 같은 일상적인 통증이나 신체 반응은 모두 '급성 염증'으로 불리는 현상이다. 의학적으로는 '물리적 자극(화상, 동상 등)이나 화학적 자극(화학약품과의 접촉 등), 바이러스 따위의 미생물 감염에 대응하여 일어나는 우리 몸의 방어 반응 중 하나'라고 설명된다.

충혈, 발열, 부종, 통증을 염증의 4대 징조라고 한다. 염증은 몸의 상태가 좋지 않다는 것을 알리는 신호로, 신체 기능으로서 반드시 있어야 하는 현상이다. 지각할 수 있는 발열이나 통증이 있어야 비로소 우리는 몸이 불편하다고 느끼기 때문이다.

그런데 이러한 급성 염증이 가라앉았는데도 불구하고 몸속에서는 우리가 느낄 수 없는 수준의 약한 염증이 계속 생기기도 한다. 이런 염증이 천천히 되풀이되면서 우리가 모르는 사이에 몸의 불편이 진행된다. 이것이 '만성 염증'이다.

만성 염증이 있으면
어떤 증상이 생길까

그러면 구체적으로 어떤 증상이 만성 염증에 해당할까? 예를 들면 다음과 같다.

- 상인두염(코인두염)
- 지수님
- 지방간

- 장 누수 증후군(장내 환경의 황폐. 모든 질병에 직결되는, 장내 환경의 악화 때문에 생기는 질환. 제4장에서 자세히 설명 예정.)
- 비만
- 우울증
- 노화
- 불면

"앗, 이것도 만성 염증인가?" 하고 놀랄 만큼 뜻밖의 증상도 있을 것이다. 특히 비만, 우울증, 노화가 만성 염증의 증상이라고 생각하기는 좀처럼 어렵겠지만, 사실이다.

그런데 만성 염증은 어떻게 우리 몸에 나쁜 영향을 끼칠까?

만성 염증이 몸에 나쁜 이유 2가지

만성 염증이란 어떤 현상이며, 어떻게 생길까? 만성 염증에 대해 자세히 알아보기 전에 먼저 '사이토카인(cytokine)'에 관해 살펴보자.

사이토카인은 면역세포에서 생산·분비되는 물질이며, 주로 단백질로 이루어져 있다. 세포끼리 정보를 전달하여 면역세포를 활성화하거나 억제하는 기능을 지니고 있다. 알기 쉽게 말하면, 체내 면역 기능의 균형을 유지하는 것이 사이토카인의 역할이다.

사이토카인은 종류가 수백 가지나 되고 작용도 다양하지만, 기능에 따라서 크게 염증성 사이토카인, 항염증성 사이토카인, 호중구 등을 이동시키는 케모카인(chemokine)으로 분류할 수 있다.

면역세포는 병원체나 암세포 등의 이물질을 인식하면 먼저 염증성 사이토카인을 유도하여 생체의 염증(이물질 제거 신호) 발생을 촉진하고 면역반응을 활성화한다. 한편, 항염증성 사이토카인은 면역반응이 과잉하지 않도록 염증을 억제한다. 이러한 염증성 사이토카인과 항염증성 사이토카인의 상호작용에 따라 우리 몸은 면역세포를 활성화하거나 억제하면서 면역 기능의 균형을 유지한다.

그런데 만성적인 염증이 체내에 계속 남아 있으면 그 염증을 없애려고 염증성 사이토카인이 과도하게 분비된다. 그러면 그때까지 잘 유지되던 염증성 사이토카인과 항염증성 사이토카인의 균형이 무너진다. 이로 말미암아 이상한 현상 두 가지가 발생한다.

첫째, 지속된 염증이 가라앉지 않고 불길이 번지듯 온몸으로 퍼진다.

둘째, 염증이 생기면서 조직의 '섬유화'가 일어난다. 섬유화란 경화(硬化)라고도 불리는 현상인데, 조직이 망가져 원래로 되돌릴 수 없는 상태를 가리킨다.

이처럼 만성 염증 때문에 염증이 온몸에 번지고 손상된 조직이 복구

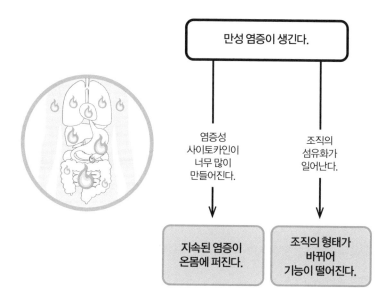

되지 않는 악순환이 반복되면 우리 몸에 몹시 나쁘다.

염증이
비만 체질을 만든다

우리의 면역세포에는 '대식세포(매크로파지)'라는 것이 존재한다. 대식세포란 백혈구로 분류되는 면역세포의 하나로, 지름이 15~20㎛인 비교적 큰 세포다. 백혈구 중 약 5%를 차지한다.

대식세포는, 몸속으로 병원균이나 바이러스 따위의 이물(항원)이 침입하면 가장 먼저 이 이물을 발견하여 먹어서 없앤다. 또한 상처를 복구하거나 몸의 신진대사를 조절하며, 잡아먹은 이물의 정보를 같은 면역세포인 '헬퍼T세포(helper T cell)'에 전달함으로써 더욱 강력한 면역을 유도하도록 작용한다.

이같이 체내로 들어온 이물을 재빨리 감지하고 배제하는 기능을 '자연면역'이라고 부르며, 대식세포는 우리 몸의 건강 유지에 꼭 필요한 면역에서 중요한 역할을 맡고 있다.

대식세포는 M1형과 M2형으로 구분되며, 각각 사이토카인을 유도하는 작용을 한다.

M1형 대식세포 : 염증을 유발한다

인터류킨(interleukin)-1, 인터류킨-6, TNF-α(tumor necrosis factor-alpha, 종양괴사인자-알파) 등의 염증성 사이토카인을 유도하여 만성 염증을 지속시킨다.

M2형 대식세포 : 염증성 사이토카인을 억제한다

인터류킨-10 등 항염증성 사이토카인을 유도하여 불필요한 염증을 억눌러서 사라지게 한다.

도표 2-2 ▪▪ 대식세포 2종류

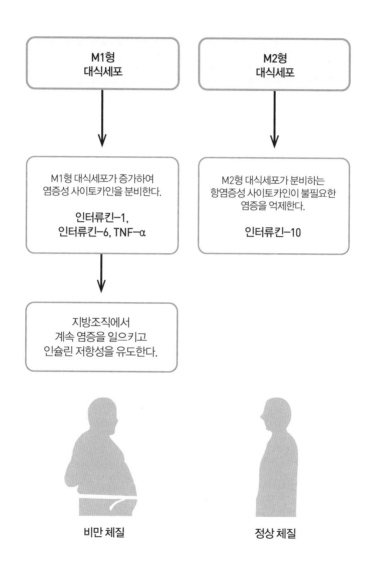

M1형
대식세포

M2형
대식세포

M1형 대식세포가 증가하여
염증성 사이토카인을 분비한다.

인터류킨-1,
인터류킨-6, TNF-α

M2형 대식세포가 분비하는
항염증성 사이토카인이 불필요한
염증을 억제한다.

인터류킨-10

지방조직에서
계속 염증을 일으키고
인슐린 저항성을 유도한다.

비만 체질

정상 체질

M1형 대식세포는 대형 지방세포에, M2형은 소형 지방세포에 많이 존재한다. 대형 지방세포는 비만 체질인 사람에게 많은 경향이 있다. 다시 말해, 뚱뚱한 사람은 M1형 대식세포를, 정상 체중인 사람은 M2형 대식세포를 체내에 많이 지니고 있다.

비만한 사람의 몸속에는 M1형 대식세포가 작용하여 염증성 사이토카인의 분비를 유발함으로써 지방조직에서 계속 염증을 일으킨다. 비만이 만성 염증 증상의 하나라고 하는 까닭이 여기에 있다.

반대로, 정상 체형의 사람에게는 M2형 대식세포가 분비하는 항염증성 사이토카인이 불필요한 염증을 억제하는 상태가 유지된다.

우울증도 노화도
만성 염증 증상이다

우울증도 만성 염증 증상의 한 종류로 알려져 있다. 아무리 생각해도 염증과는 관계가 없어 보이는데 왜 염증 증상이라고 할까?

'우울증은 만성 염증 때문에 발병한다'라는 연구 결과가 아래와 같이 발표된 적이 있다.

- 혈액 속 염증 표지자인 'C반응성단백(C-reactive protein, CRP)'이 상

승하는 것은 심리적 고통 및 우울증 위험성의 증가와 관계가 있다 (PMID[*] : 23266538).

- 수면 부족은 염증성 사이토카인의 생산과 세포의 염증성 신호 전달을 자극하여 우울증을 촉진한다(PMID : 26357876).

게다가 어느 연구에서는 이러한 결과를 내놓았다.

"TLR(toll-like receptor, 톨유사수용체. 병원체를 인식하는 자연면역의 감지기 역할을 한다)이 정상인 생쥐에게 스트레스를 주자 '뇌신경의 대식세포'인 마이크로글리아(microglia. 신경조직의 노폐물을 먹어치우는 식세포)가 활성화하면서 염증성 사이토카인(인터류킨-1, TNF-α)을 방출함으로써 뇌의 위축과 우울증이 나타났다. 반면에, TLR에 결손이 생긴 생쥐에게서는 그런 현상이 나타나지 않았다(PMID : 30033154)."

현 시점에서는 스트레스가 마이크로글리아를 활성화하는 까닭을 아직 밝혀내지 못했지만, 결과로 보면 스트레스가 염증을 일으키고 우울증이 생기게 한다는 것을 알 수 있다. 따라서 '우울증은 만성 염증 증상의 하나'라고 할 수 있다.

노화도 만성 염증 증상에 속한다. 실제로 세포는 노화로 기능이 떨어지기 시작하면 세포분열을 정지한 후 세포자살(apoptosis)을 일으킨

---

* PMID : PubMed identifier의 약자다. PubMed(펍메드)는 생명과학 및 생물의학에 관한 미국 정부 데이터베이스에 주로 접근하는 무료 검색 엔진이다.

도표 2-3 :: 스트레스를 받으면 염증성 사이토카인이 분비되어 우울증이 나타난다

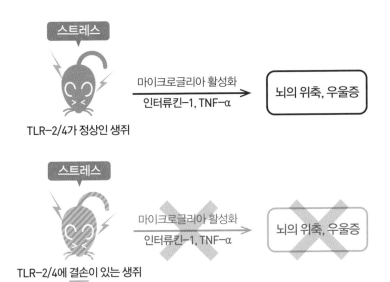

다. 세포자살이란 세포가 구성하고 있는 조직을 더욱 나은 상태로 유지하기 위해 세포에 미리 내장된 프로그램을 가리킨다.

최근의 연구에서, 노화한 세포는 세포자살을 초래하는 데만 그치지 않고 다양한 염증성 사이토카인 등을 방출하는 SASP 현상도 일으킨다는 사실이 밝혀졌다. SASP는 주위 세포에 염증 반응을 야기하여 암과 같은 노인성 질환을 초래한다. 요컨대, 나이를 먹는 것이 만성 염증을 부른다는 말이다.

도표 2-4 :: SASP

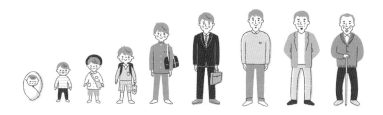

세포가 노화되면 SASP[*] 인자인 염증성 매개체나
단백질 분해 효소 등이 방출된다.
과도한 SASP는 만성 염증을 야기하여
생체 기능의 저하, 암과 같은 노인성 질환의 발병을 촉진한다.

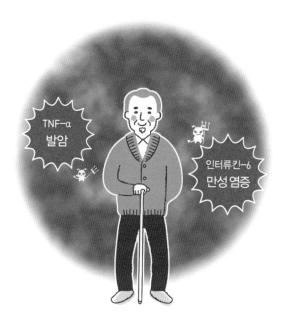

TNF-α
발암

인터류킨-6
만성 염증

---

* SASP : Senescence-associated secretory phenotype, 노화 관련 분비 표현형

만성 염증을 멈춰줄
브레이커들

이같이 만성 염증이 발생하여 몸속에 퍼지면 조직의 섬유화가 멈추지 않아서 장이나 간 등의 기능이 저하된 채 살아가야 한다. 더욱이 만성 염증은 고질적으로 우리 몸에 스트레스를 주는 상태이므로 스트레스 호르몬인 코티솔이 지나치게 많이 분비된다. 다시 말해, 제1장에서 설명한 부신 피로를 일으키는 원인이 된다.

그럼, 지속되는 염증을 멈추려면 어떻게 하는 것이 좋을까? 이럴 때는 만성 염증의 브레이크 구실을 하는 항염증성 영양소 섭취가 가장 효과적이다. 대표적인 만성 염증 브레이커는 세 가지다.

① 항염증성 지질 : EPA, DHA
② 항염증성 허브 : 베르베린, 케르세틴, 쿠르쿠민
③ 비타민D

이 영양소들의 기능에 관해서는 제5장에서 자세히 소개할 예정이다.

모든 질병의 근본 원인 ②
저혈당

저혈당은
미토콘드리아의 기능장애다

질병을 일으키는 근본 원인 5가지 중 두 번째는 '저혈당'이다.

'당질 제한식'이나 '혈당을 낮춰준다'고 광고하는 특정 기능성 식품 때문에 거리낌 없이 '혈당 = 유해물'이라는 인식이 퍼지고 있다. 그러나 당은 신체 활동에 필수적인 에너지원이다. 우리가 음식을 먹으면 식재료에 함유된 탄수화물 등이 소화·흡수되어 포도당이 된다. 이 포도당은 뇌, 신경계, 적혈구, 근육 등의 작용에서 중요한 에너지로 쓰인다.

혈당치란 포도당이 혈액 속에 포함된 농도를 말한다. 일반적으로 혈당이 70㎎/dL 이하가 되면 우리 몸은 혈당을 올리려고 한다. 이 상태를 '저혈당'이라고 한다. 게다가 혈당이 50㎎/dL 미만이 되면 뇌 등의 중추신경이 에너지(=당) 부족 상태에 빠져서 식은땀, 두근거림 따위의 증상이 나타나고, 혈당이 30㎎/dL를 밑돌면 의식을 상실하거나 혼수 상태에 빠져버린다.

질병의 근본 원인 5가지 중에서도 특히 저혈당은 모든 질병의 근원이라 해도 될 정도로 발병 위험성을 높이는 증상이다. 왜냐하면 저혈당이 곧 '미토콘드리아의 기능장애'이기 때문이다.

미토콘드리아는 세포 내에서 ATP(아데노신삼인산)라는 에너지를 만들어내는 세포소기관이다. 사람은 혈당(포도당), 지질(지방), 단백질에서만 ATP를 만들어낼 수 있다. 그중에서도 혈당은 신속하게 에너지로 바꿀 수 있는 고효율의 재료다. 이러한 재료가 모자라는 저혈당 상태에서는 효율이 나쁜 지질이나 단백질에 의존할 수밖에 없다. 이런 상황이 미토콘드리아의 기능 저하로 이어진다.

미토콘드리아의 기능이 저하하면서 생기는 주요 불편은 도표 2-5에 정리돼 있다. 하나하나가 위중하지는 않지만, 누구나 하나 이상을 가지고 있을 법한 증상들이다. 그리고 남들에게는 별것 아닌 일로 보이겠지만, 본인에게는 무척 괴로운 증상들이다.

도표 2-5 :: 미토콘드리아의 기능 저하로 생기는 불편들

진료과	증상
내과 · 위장과	• 쉽게 피로해진다. • 아침에 일어나기가 힘들다. • 감기에 잘 걸린다. • 부종이 있다. • 변비가 생기거나 설사가 난다. • 식욕 부진이 있다. • 구역질이 난다.
순환기 · 뇌신경과	• 두근거림, 호흡 곤란을 느낀다. • 흉통을 느낀다. • 두통이 있다. • 머리가 띵하고 무겁다.
부인과	• 냉증이 있다. • 월경 이상이 있다.
심료내과	• 신경과민이 있다. • 주의력 저하, 조바심을 느낀다.
피부과	• 머리 감을 때 머리카락이 쉽게 빠진다. • 멍이 잘 든다. • 습진이 생기기 쉽다. • 안색이 나쁘다.
치과 · 이비인후과	• 목의 불쾌감을 느낀다. • 일어설 때 현기증을 느낀다. • 어지럼증이 있다. • 이명이 있다. • 잇몸 출혈이 있다.
정형외과	• 어깨 결림이 있다. • 요통이 있다. • 등의 통증이 있다.

저혈당을 일으키는
혈당 스파이크

대중매체에서 당질 제한식 등 혈당을 낮추는 식단이 자주 소개되지만, 혈당을 낮추려고 애쓰다가 오히려 혈당이 부족해지는 상태에 빠질 수 있다. 이것은 중요도가 바뀐 결과라고 하지 않을 수 없다. 특히 코티솔 분비가 잘되지 않는 부신 피로에 시달리는 사람의 몸은 지질, 단백질로부터 에너지를 잘 만들어내지 못한다. 이런 상황에서 당질을 제한하는 것은 매우 위험하다. 특히 부신 피로에 시달리는 사람은 당질을 제한하기보다 오히려 '당질 섭취'를 선택하는 것이 마땅하다.

한편, '나는 평소에 당질을 지나칠 정도로 많이 섭취해서 저혈당과는 무관할 것'이라고 생각하는 사람도 있을 수 있는데, 사실 일상에서 우리는 알게 모르게 습관적으로 저혈당에 빠지기도 한다. 예를 들어, 아침밥을 거르고 점심에 라면이나 가락국수 같은 당질이 많은 식사를 하면 식후 혈당이 급격히 올라간다. 보통 30분에서 1시간 만에 혈당이 최고치에 이른 후 급하강하는데, 이처럼 혈당의 변동이 심하면 공복감과 조바심, 졸음 등의 불편을 부르기도 한다.

이렇게 혈당이 가파르게 올랐다가 내려가는 상태를 '혈당 스파이크(글루코스 스파이크)'라고 한다. 이 혈당 스파이크로 말미암아 저혈당 상태가 되면 혈당을 높이려고 부신에서 코티솔이 분비된다. 또한 야간에 저혈당 상태에 빠지면 아드레날린이 분비된다. 이 때문에 HPA 축의 피드백 시스템에 차질이 생기고 부신 피로를 야기한다.

저혈당의 원인 ①
혈당을 올리는 호르몬의 분비 장애

우리는 주로 식사를 통해 에너지의 근원인 당을 체내에 흡수한다. 몸속에도 혈당을 만들고 조절하는 기능이 있는데, 이 기능에 이상이 생기면 저혈당이 발생한다. 그 원인은 대략 세 가지로 정리할 수 있다.

① 혈당을 올리는 호르몬의 분비 장애
② 당의 신생 장애
③ 인슐린 저항성

'①혈당을 올리는 호르몬의 분비 장애'란 혈당을 올리는 호르몬의 분비가 비정상인 상태를 말한다. 혈당을 올리는 호르몬에는 다음과 같은 종류가 있다.

• 성장호르몬

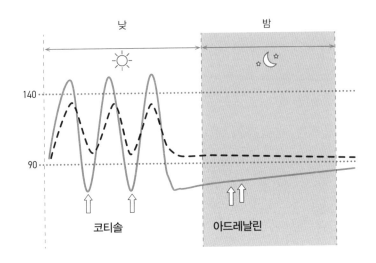

- 코티솔

- 아드레날린, 노르아드레날린

- 갑상샘호르몬

- 글루카곤

- 성장억제호르몬

한편, 혈당을 낮추는 호르몬은 한 종류뿐이다.

- 인슐린

혈당을 내리는 호르몬이 인슐린뿐인 데 비해 혈당을 올리는 호르몬이 월등히 많은 이유는 무엇일까?

어디까지나 가상에 지나지 않는 이야기지만, 아주 먼 옛날 인류가 탄생한 지 얼마 안 된 시절의 우리 조상은 죽느냐 사느냐의 생활이 당연했을 것이다. 주변에 생명을 위협하는 위험이 도사리는 상황에서는 바로 싸우든지 도망가든지 해야 했다. 그럴 때 빠르게 혈당을 올려 에너지를 채울 필요가 있었던 것은 아닐까? 현대인의 DNA는 기본적으로 원시시대부터 오늘날까지 변하지 않았다. 어쨌든 이 '혈당을 올리는 호르몬'의 분비가 잘되지 않으면 저혈당에 빠지고 만다.

저혈당의 원인 ②
당의 신생 장애

저혈당의 두 번째 원인은 '당의 신생(新生) 장애'다. 우리는 잠을 자는 동안에는 음식을 섭취하지 않아서 당연히 에너지원인 당을 체내로 끌어들일 수 없다. 하지만 잠자는 시간에도 몸속의 각 기관이 작동하므로 각 기관이 기능을 발휘하는 데 필요한 에너지의 원료인 당은 체내에서 만들어져야 한다. 그 구실을 맡은 장기가 간(肝)이다. 다시 말해, 아미노산이나 중성지방에 함유된 글리세롤과 젖산 등 당 이외의 물질

도표 2-7 :: 당 신생

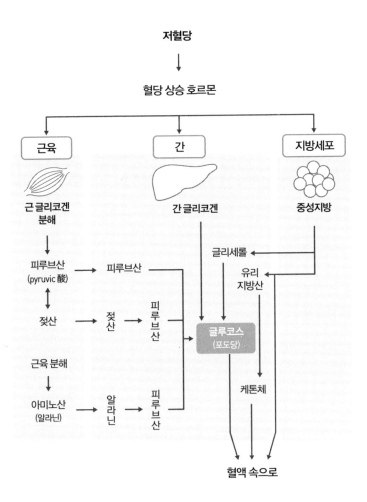

저혈당

↓

혈당 상승 호르몬

| 근육 | 간 | 지방세포 |

근 글리코겐 분해   간 글리코겐   중성지방

글리세롤

피루브산
(pyruvic 酸) → 피루브산

유리
지방산

젖산 → 젖산 → 피루브산

글루코스
(포도당)

근육 분해

아미노산
(알라닌) → 알라닌 → 피루브산

케톤체

혈액 속으로

로부터 간이 포도당을 만들어낸다. 이러한 과정을 '당 신생'이라고 부르는데, 여기에는 몇 가지 방해 요소가 존재한다.

근육에는 '근(筋) 글리코겐'이라는 형태로 당이 축적되어 있다. 하지만 이것으로는 직접 포도당을 만들 수 없다. 먼저, 근육을 분해하여 근 글리코겐을 알라닌으로 바꿔서 간으로 보낸다. 간은 그 알라닌을 피루브산으로 변하게 한 뒤에 포도당으로 만든다. 이것이 근육으로부터 당을 만드는 과정이다.

이러한 당 신생의 단계에서 중요한 역할을 하는 것이 부신 피질에서 분비되는 코티솔이다. 근육에서 분해된 근 글리코겐을 알라닌으로 바꾸고, 다시 알라닌에서 생성된 피루브산을 포도당으로 변화시킬 때 코티솔이 작용한다.

그러므로 부신 피로로 말미암아 코티솔이 충분히 분비되지 않으면 당 신생이 원활히 이루어지지 않으면서 저혈당에 빠진다. 그리고 '저혈당에 빠지면 코티솔을 비롯한 스트레스 호르몬의 분비에 더욱 큰 차질이 생기기에 당 신생이 잘되지 않는다'는 악순환에 빠진다.

질이 나쁜 영양 상태도 당 신생을 저해하는 요인 중 하나다. 당 신생을 잘하기 위해서는 미토콘드리아 속의 '구연산회로'를 통해 에너지원인 ATP를 만들어낼 필요가 있다. 비타민과 미네랄이 부족하면 미토콘드리아를 제대로 가동할 수 없어서 ATP를 충분히 만들 수 없다. 그 결과 당 신생이 잘되지 않는다.

지방간과 간 기능장애도 당 신생을 저해한다. 무엇보다도 에너지 대사에서 일어나는 간의 작용을 생각하면 이를 잘 알 수 있을 것이다.

당 대사, 당 비축(간 글리코겐), 당 신생과 같은 작용은 모두 간에서 일어난다. 만약 간이 정상적으로 기능하지 않으면 지방을 분해해서 나오는 케톤체도 잘 만들어지지 않는다. 예를 들어 지방간이 되면 간의 해독 기능이 약해져서 체내에 독소가 쌓인다. 이런 상태에서 첨가물이나 알코올, 독소 등을 섭취하면 간의 해독 기능이 한계에 도달하고 점점 간 기능이 나빠지면서 당 신생 역시 잘되지 않는 악순환이 끊임없이 되풀이된다.

저혈당의 원인 ③
인슐린 저항성

저혈당의 세 번째 원인은 '인슐린 저항성'이다.

인슐린 저항성이란 '인슐린의 효과 수준(감수성)이 약화된 상태'를 의미한다. 다시 말해, 췌장에서 인슐린을 혈액 속으로 충분히 분비하고 있음에도 불구하고 인슐린에 대한 간의 감수성이 저하하여 인슐린의 효혀이 둔해져 있는 상태다.

보통 사람은 식사 후 30~60분 만에 혈당이 올라가고, 약 2시간이 지나면 천천히 내려간다. 그러나 개중에는 인슐린이 아주 느리게 분비되거나 전혀 분비되지 않는 '인슐린 초기 분비 부전(不全)'을 일으키는 사람도 있다. 인슐린 초기 분비 부전은 특히 아시아인에게서 많이 발견된다. 앞서 설명했듯이, 원시시대에는 혈당을 즉시 낮출 필요가 없었으며, 그 반대로 바로 올려야 하는 상황이 더 많았기 때문에 그 흔적으로서 남은 것이 인슐린 초기 분비 부전이 아닐까 추측해본다.

앞에서, 만성 염증이 인슐린 저항성을 초래한다고 설명했다. 또한 만성 염증 증상은 치주 질환, 만성 상인두염, 장 누수 증후군, 지방간, 비만, 우울증, 불면, 노화 등 종류가 다양하며, 대식세포도 M1형과 M2형이 존재한다고 했다.

M1형 대식세포의 경우 인터류킨-1, 인터류킨-6, TNF-α 등의 염증성 사이토카인을 유도하여 만성 염증을 지속하게 하는 것 외에 인슐린 저항성도 일으키는 것으로 밝혀졌다. 반대로 M2형 대식세포는 인터류킨-10 등의 항염증성 사이토카인을 유도하여 불필요한 염증을 억제함으로써 인슐린 저항성을 조절하는 것으로 알려졌다.

M1형 대식세포는 대형 지방세포에, M2형 대식세포는 소형 지방세포에 많이 존재한다. 대형 지방세포는 대체로 비만 체질인 사람에게 많은 편이다. 그래서 비만인 사람의 몸속에서는 M1형 대식세포가 증가함으로써 염증성 사이토카인이 분비되어 만성 염증이 지속되고 인슐린 저항성이 생긴다. 즉 비만 체질인 사람은 저혈당에 빠지기 쉽다.

2-3
모든 질병의 근본 원인 ③
수면 부족

심신을 가다듬는

수면의 메커니즘 3가지

　질병을 일으키는 근본 원인 5가지 가운데 세 번째는 수면 부족이다.

　생활습관의 기본이 되는 것은 식사, 운동, 수면이라고 흔히들 말한다. 그중에서도 수면 부족은 단순한 생활습관의 혼란 그 이상으로, 몸의 상태가 심각하게 나빠졌다고 볼 수 있는 증상이다. 그래서 질병의 근본 원인 5가지의 하나로 꼽았다.

　우리가 살아가는 데 없어서는 안 되는 수면에는 아래와 같이 몸과 마음을 바로잡는 메커니즘 세 가지가 존재한다.

① 뇌의 컨디션을 알맞게 조절한다 : 우리는 낮에 깨어 있는 동안 몸과 뇌에 피로가 쌓여서 졸음을 느끼게 된다. 수면에는 몸과 뇌의 피곤을 해소하는 기능이 있다.

② 기억을 정착하고 재구축한다 : 공부나 업무 등으로 낮에 받아들인 기억을 잠자는 동안 뇌에 정착시켜서 기억을 재구축한다.

③ 자율신경의 균형을 잡는다 : 멜라토닌이나 성장호르몬 등의 호르몬을 분비하여 자율신경의 균형을 맞춘다.

수면의 질을 결정하는
멜라토닌의 작용

멜라토닌은 대뇌의 한가운데에 위치한 '솔방울샘'이라는 기관에서 분비되는 호르몬으로, 수면의 질과 관련이 큰 호르몬이다.

멜라토닌은 스트레스로 면역력이 약화되는 것을 억제하고, 감염병에 대한 저항력을 높이는 효과가 있다. 또한 암세포를 없애는 면역력을 높여서 항암제나 스트레스로 인한 면역력 저하를 줄여주는 효과가 있다는 점도 수많은 연구를 통해 확인되었다. 게다가 멜라토닌은 항산화력이 비타민E보다 무려 6~10배나 크다. 항산화 작용은 제3장의 주제 중 하나인 미토콘드리아의 작용에도 필수적이다.

이렇게 중요한 작용을 하는 멜라토닌의 원료는 '세로토닌'이라는 신경전달물질이다. 세로토닌은 낮에 햇볕을 쐬면 합성된다. 사람들은 햇볕 노출로 피부가 검게 타고 기미, 피부암 등이 생길 것을 지나치게 우려한 나머지 자외선을 피하려고만 하는데, 햇볕을 충분히 받지 못하면 세로토닌이 생성되지 않는다. 일반적으로 간토 지방*에 사는 사람이라면 하루에 20분 정도는 햇볕을 쐬는 것이 몸에 좋다고 한다.

세로토닌의 재료가 되는 것은 아미노산인 '트립토판'이다. 트립토판은 체내에서 생성되지 않으므로 식사로 섭취해야 한다. 음식으로부터 흡수된 트립토판은 낮에는 뇌에서 세로토닌으로 변화하고, 밤이 되면 수면을 촉진하는 멜라토닌으로 바뀐다.

멜라토닌의 분비를 멈추는
생체 시계

인체에는 '생체 시계'(하루 주기 리듬circadian rhythm)가 있다. 생체 시계의 주기는 약 25시간으로 알려져 있으며, 지구의 주기와는 약 1시간의 차이가 있다. 그래서 뇌의 시상하부에서도 가장 깊은 곳인 뇌저(腦底, 뇌

---

* 간토 지방 : 일본 도쿄가 속해 있는 간토(關東) 지방은 우리나라의 수도권과 유사한 기후특성을 보인다.

의 바닥 부위)에 있는 신경핵인 '시교차상핵(視交叉上核)'이 이러한 1시간 차이를 바로잡아서 생체 시계를 지구 주기에 맞추는 소임을 수행한다. 이러한 시간 차이를 수정하지 못해서 수면·각성 리듬에 혼란이 생기면 '하루 주기 리듬 수면 장애'가 나타난다.

이 1시간의 어긋남은 아침 햇볕을 쐬면 바로잡힌다. 아침 햇볕을 받으면 멜라토닌의 분비가 멈추고 생체 시계가 '째깍!' 하고 리셋된다. 아침에 일어나면 먼저 햇볕을 쐬라고 하는 까닭도 여기에 있다. 사실, 밤에 화장실에 가려고 불을 켜는 것만으로도 멜라토닌의 분비는 멈춰버린다. 그러니 한밤중에 볼일을 보러 갈 때는 발밑을 밝힐 정도로 최소한의 불빛만 비추는 것이 좋다. 그리고 멜라토닌의 분비는 나이가 들수록 점점 줄어든다. 나이가 들수록 잠을 잘 못 이루는 것은 기분 탓이 아니라 멜라토닌의 분비가 감소한 까닭이다.

멜라토닌만큼 중요한
성장호르몬

멜라토닌과 함께 수면 시에 분비되는 중요한 호르몬은 '성장호르몬'이다. 성장호르몬은 뇌하수체가 분비하는 호르몬으로 소아기에는 뼈와 근육, 각 기관을 성장·발달시키고 사춘기에는 성호르몬과 함께 성적인

성숙을 촉진한다.

소아기와 사춘기뿐만 아니라 성인기에도 성장호르몬은 대사를 조절하고, 면역 기능을 높이거나 지방의 대사를 촉진하며, 뇌의 인지 기능에 작용하는 것으로 알려져 있다. 손상을 입은 세포의 복구와 재생도 성장호르몬의 작용으로 이루어진다. 특히 여성에게는 피부 재생의 정상화를 촉진함으로써 노화를 방지하는 주인공이라고도 할 수 있는 호르몬이다.

멜라토닌과 마찬가지로 성장호르몬의 분비량도 사춘기에 절정을 이루고, 그 이후로는 나이가 들면서 적어진다. 하지만 성년이 된 뒤에도 일정량을 꾸준히 분비하여 건강을 유지하는 중요한 역할을 맡는다.

성장호르몬이 가장 많이 분비되는 시간대는 깊은 잠을 잘 때다. 구체적으로는, 잠들고 약 90~120분 후 '논렘수면(Non-REM Sleep, 몸도 뇌도 쉬는 상태의 깊은 수면)'에 들었을 때다. 이 시간대를 '성장호르몬의 황금시간'이라고 부른다. 푹 잠든 상태에서 성장호르몬 분비가 촉진되고 동시에 뇌의 온도가 낮아짐으로써 잠은 더욱 깊어진다. 반대로, 새벽에는 각성 작용을 하는 코티솔을 분비하여 체온을 높임으로써 각성을 재촉한다.

얼마 전까지만 해도 수면과 성장호르몬의 황금시간을 자정(신데렐라 타임이라고도 한다)이라고 말해왔지만, 요즈음은 이러한 의견에 대해 부정적인 견해도 나타나고 있다. 다시 말해 "잠드는 시간보다 잠들고부터

도표 2-8 ∷ 수면 시의 성장호르몬과 코티솔

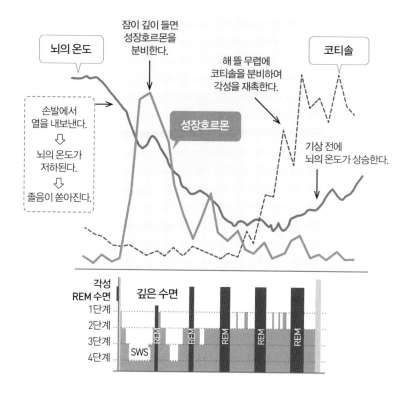

뇌의 온도

잠이 깊이 들면
성장호르몬을
분비한다.

해 뜰 무렵에
코티솔을 분비하여
각성을 재촉한다.

코티솔

손발에서
열을 내보낸다.
⇩
뇌의 온도가
저하된다.
⇩
졸음이 쏟아진다.

성장호르몬

기상 전에
뇌의 온도가 상승한다.

각성
REM 수면
깊은 수면
1단계
2단계
3단계
4단계

REM REM REM REM REM

SWS*

---

* SWS(slow wave sleep, 서파수면) : 뇌파에 크고 느린 파가 나타나는 가장 깊은 수면이다.

90~120분 이내에 논렘 수면에 들어갈 수 있느냐가 성장호르몬의 분비를 촉진하는 열쇠다"라는 사실이 밝혀진 듯하다.

수면 부족이
몸에 끼치는 악영향

여기까지 수면이 심신의 건강에 영향을 미치는 메커니즘과 질 높은 잠을 잘 때 분비되는 호르몬인 멜라토닌과 성장호르몬의 작용에 관해 살펴봤다. 그러면 수면이 부족할 경우엔 심신에 어떠한 악영향이 있을까? 분자영양학의 시각에서 보면 그 악영향은 대략 네 가지로 정리할 수 있다.

① 만성 염증을 일으킨다.
② 인슐린 저항성을 높여서 당뇨병에 걸릴 위험성을 높인다.
③ 혈압을 높인다.
④ 식욕이 지나치게 당긴다.

만성 염증을 일으킨다
앞에서도 지적했듯이 수면 부족은 염증성 사이토카인의 생산을 유발하여 만성 염증을 일으키고(PMID : 26357876), 만성 염증은 늘 염증이 생기는 상태이기에 불면을 더욱 심화한다.

그리고 앞서 우울증이 만성 염증 증상이라고 설명했는데, 수면 부족이 염증성 사이토카인을 일으켜서 우울증의 발병을 촉진한다는 연구 결과도 있다.

수면 시간이 너무 길거나 짧아도 만성 염증이 발생할 위험성이 커진다. 수면 시간은 6~8시간이 가장 알맞다.

인슐린 저항성을 높여서 당뇨병에 걸릴 위험성을 높인다

수면이 부족하여 만성 염증이 생기면 인슐린 저항성이 강해진다. 즉 인슐린의 효과가 약해진다. 인슐린 저항성이 높아지면 인슐린 분비를 더욱 촉진하므로 당뇨병이 생길 위험성이 커진다. 이러한 사실에 관해서는 여러 기관에서 많은 연구 결과를 통해 밝혀졌다.

혈압을 높인다

건강한 사람의 혈압은 아침에 기상하면서 올라가서 저녁 이후에 내려가며, 수면 중에는 낮은 상태를 유지한다. 이는 '낮에 활동할 때는 교감신경이 우위가 되고, 밤에 잘 때는 부교감신경이 우위가 된다'는 자율신경의 균형 작용에 의한 것이다. 그런데 수면 부족으로 말미암아 뇌가 깨어 있는 시간이 길어지면 수면 중에도 교감신경이 우위를 차지하게 되어 낮처럼 혈압 상승을 일으키고 만다.

식욕이 지나치게 당긴다

수면이 부족하면 '렙틴(leptin)'이라는 식욕 억제 호르몬의 분비량이 감소하고, 그 대신에 '그렐린(ghrelin)'이라는 식욕 증진 호르몬의 분비량이 증가한다. 밤에 잠도 안 오는데 까닭 없이 식욕이 치솟는 경험을 한 적이 있을 텐데, 그 원인이 바로 이것이다. 이런 일이 반복되면 '먹는다 → 더 잠이 오지 않는다 → 더 많이 먹는다'라는 악순환에 빠져버린다.

분자영양학의 관점에서 본
수면 부족의 원인

수면 부족은 충분한 수면 시간을 확보하는 것으로는 해소할 수 없다. 수면 부족이 일어나는 원인을 분자영양학의 관점에서 생각해보면 세 가지로 요약할 수 있다.

① 호르몬의 혼란(코티솔, 프로게스테론)
② 장내 환경의 불안정
③ 간 해독 기능의 저하

수면 부족의 원인 ①
호르몬의 혼란(코티솔, 프로게스테론)

　호르몬의 혼란에 영향을 크게 끼치는 것은 부신피질에서 분비되는 코티솔의 작용이다. 코티솔은 수면 부족과도 관계가 깊다.

　밤부터 이른 아침까지 혈당을 유지하는 호르몬은 성장호르몬과 코티솔이다. 부신 피로로 코티솔 분비가 감소하면 저혈당을 보충하고자 혈당을 올리려고 스트레스 호르몬인 아드레날린이 분비된다. 그러면 교감신경이 자극되어 흥분 상태에 이르므로 잠이 오지 않는다. 이는 한밤중에 복싱을 하면서 잠자는 상태와 같다. 도저히 편한 잠을 잘 수 없는 상태다.

　수면 부족의 원인이 되는 또 하나의 호르몬은 프로게스테론이다. 여성의 난소에서 만들어지는 여성 호르몬의 한 종류인 프로게스테론은 황체호르몬이라고도 불리며, 임신 준비에 필수적인 수면 호르몬이다. 갱년기가 되면 프로게스테론의 분비가 급격히 감소하여 수면 장애를 일으킨다.

　게다가 부신 피로 2단계인 저항기에는 코티솔 분비가 증가하여 그 원료인 콜레스테롤의 양이 감소한다. 그와 동시에 콜레스테롤로 만들어지는 프로게스테론의 양도 감소한다. 코티솔 분비량이 너무 많아지면 간접적으로 프로게스테론이 감소되어 불면을 일으킨다.

더군다나 조금 전에 설명한 멜라토닌과 성장호르몬의 분비도 수면이 부족할 경우 방해받는다. 멜라토닌, 성장호르몬의 감소로 더욱더 불면에 시달리는 악순환에 빠져버린다.

이처럼 우리의 건강 유지에 필수인 호르몬의 균형 붕괴가 수면 부족을 부르는 원인의 하나다.

수면 부족의 원인 ②
장내 환경의 불안정

장내 환경의 불안정은 수면 부족의 큰 원인 중 하나다. 장내 환경이 불안정해 수면을 촉진하는 영양소를 장에서 제대로 흡수하지 못하면 당연히 수면이 부족해진다.

76쪽의 도표 2-9는 다양한 아미노산으로 신경전달물질을 만드는 흐름을 나타낸다.

미네랄 흡수 장애

아미노산인 트립토판으로 세로토닌이 만들어지고, 나아가 세로토닌에서 멜라토닌이 생겨난다고 앞에서 설명했다. 하지만 트립토판으로 세로토닌을 만드는 과정에서는 아연, 마그네슘, 철, 비타민B6, 니아신, 엽산과 같은 미네랄과 비타민의 작용이 꼭 필요하다.

특히 미네랄이 중요하다. 아연은 세로토닌·멜라토닌의 생성은 물론이고, 이들과 같은 억제계 신경전달물질인 GABA(gamma-Aminobutyric acid)의 합성에도 꼭 필요하다. 또한 흥분 계통의 신경전달물질인 도파민, 노르아드레날린을 조정하는 데도 마그네슘, 아연, 철이 필요하다. 이런 미네랄이 장내에서 알맞게 흡수되지 않으면 반드시 수면 부족이 나타난다.

단백질 흡수 장애

신경전달물질의 원료는 아미노산, 곧 단백질이다. 따라서 단백질을 흡수하지 못하면 틀림없이 신경전달물질이 만들어지지 않는다. 세로토닌의 원료인 트립토판도 아미노산의 일종으로, 음식을 통해 섭취된다. 트립토판이 장내에서 잘 흡수되지 않으면 세로토닌이 감소하고, 세로토닌으로 만들어지는 멜라토닌도 감소한다.

수면 부족의 원인 ③
간 해독 기능의 저하

질 좋은 잠을 자려면 간이 느끼는 부담을 줄임으로써 수면 중에 해

도표 2-9 ▦ 아미노산으로 신경전달물질을 만드는 흐름

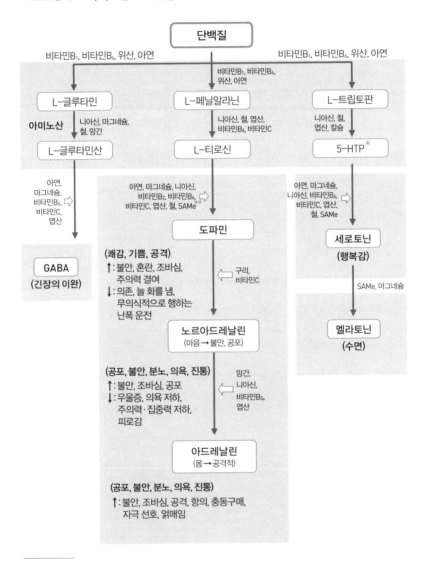

* 5-HTP(5-hydroxytryptophan, 5-하이드록시트립토판) : 트립토판으로 만들어지는 세로토닌의 생합성 과정에서 생기는 대사 중간 생성물.
** SAMe(S-adenosyl-L-methionine, 쌔이, S-아데노실메티오닌) : 메티오닌이 세포의 에너지인 ATP와 결합할 때 몸속에서 형성되는 메티오닌 유도체.

독 기능이 정상적으로 이루어지게 하는 것이 중요하다.

동양의학의 사고방식 가운데 인체의 기능과 시각의 관계를 나타낸 '자오류주*'라는 개념이 있다. 이는 서양의학에서 말하는 생체 시계와 비슷한 개념이다. 예컨대, 새벽 1시부터 3시까지를 축각(丑刻)이라 하며 간의 해독 처리가 한창인 시간대로 삼는다. 중금속이나 미코톡신(곰팡이 독) 등의 해독 능력이 좋지 않은 사람은 밤중에 간이 너무 바쁘게 작용해서 수면에 나쁜 영향을 줄 수 있다. 그러니 취침 2시간 전에는 식사를 마치고, 취침 전 과식이나 과음은 삼가는 것이 좋다.

장내 환경이나 간 해독의 문제로 생긴 수면 부족은 거꾸로 장내 환경의 불안정이나 간 해독의 기능 저하를 더욱 심하게 만든다. 장내 환경과 간의 해독 기능 사이에는 별 인과관계가 없는데도 서로가 부정적인 영향을 끼친다.

구리가 과잉되거나 비타민B₆가 부족해도
수면 부족이 생긴다

수면 부족의 원인을 더 파헤치면 영양소 두 가지를 찾아낼 수 있다.

---

* 자오류주(子午流注) : 옛날에 쓰던 침법의 하나. 음양오행과 날짜와 시간을 표시한 것을 토대로 삼아서 정해진 침혈을 선택하여 치료하는 침법이다. '자오'란 시간적 개념이고, '유주'란 기혈의 흐름을 뜻한다.

① 구리 과잉

② 비타민B$_6$ 부족

구리 과잉

몸속에 구리가 지나치게 많아지면 흥분계 신경전달물질인 도파민의 분비가 억제되고, 그 반대로 노르아드레날린의 분비가 늘어난다. 그러면 스트레스 호르몬인 아드레날린이 과다 분비되어 불면이 생긴다.

구리는 아연과 형제 관계를 맺은 것처럼 서로 협조하면서 체내에서 작용한다. 다시 말해 '몸속에서 아연이 부족하면 구리가 증가한다'는 관계에 있다. 식생활에서는 다음과 같은 원인 때문에 아연이 결핍되어 구리 과잉을 일으킨다.

- 알코올 : 대사에 아연을 소비한다. → 구리 과잉

- 식품첨가물 : 아연의 흡수를 방해한다. → 구리 과잉

- 에스트로겐 : 에스트로겐은 세룰로플라스민(혈액 속에서 구리를 운반하는 단백질)의 생성에 관여한다. 즉 에스트로겐이 과잉하면 → 세룰로플라스민이 과잉한다. → 구리 과잉

생물의 몸속에는 메탈로티오닌(metallothionein)이라는 해독 단백질이 존재한다. 이것이 중금속과 같은 독소의 해독에 깊이 관여한다. 이 물

질의 합성에는 아연이 필수다. 따라서 다음과 같이 정리할 수 있다.

- 중금속의 축적(큰 물고기, 아말감, 담배 따위) : 메탈로티오닌 소비 → 아연 소비 → 구리 과잉

메탈로티오닌은 체내의 강력한 항산화 물질이기도 하다. 이는 몸과 마음이 스트레스를 받으면 체내에서 생성되는 것으로 밝혀졌다.

- 산화 스트레스, 정신적 스트레스 → 아연 소비 → 구리 과잉

비타민B$_6$ 부족

약 100종류나 되는 효소의 작용을 돕는 '조효소'로서 기능하는 비타민B$_6$는 뇌 속 신경전달물질인 세로토닌, 도파민, 노르아드레날린, GABA 등의 합성에 반드시 있어야 할 영양소다. 그런데 아래와 같은 잘못된 생활습관으로 말미암아 비타민B$_6$의 부족이 발생한다. 이러한 생활습관은 부신 피로의 원인이기도 하다. 부신 피로의 증상이 나타났을 때는 동시에 비타민B$_6$의 부족도 발생했다고 할 수 있다.

- 당질 과잉 섭취
- 알코올 섭취

- 스트레스
- 위장 장애(위산 부족이나 장내 환경의 악화)
- 감염증이나 발열 등

일상에서 수면의 질을
높일 수 있다

　살펴본 바와 같이 수면 부족은 우리가 겪는 불편 증상의 하나로, 수면 시간을 확보한다고 해서 개선할 수 있는 문제가 아니다. 장내 환경이나 간의 해독 기능을 정상화하고 영양을 충분히 섭취하면 수면의 질을 높이는 데 한 걸음 다가갈 수는 있을 것이다. 또한 영양 면에서는 앞서 지적한 구리 과잉과 비타민B6의 부족을 먼저 해소해야 한다.

　질 좋은 수면의 전제 조건은 생체 시계를 정상적으로 유지하는 것이다. 그러려면 먼저 생활습관을 개선하여 멜라토닌의 분비를 정상화하는 것이 마땅하다.

　개선해야 하는 생활습관 중에서 다음과 같은 것은 당장이라도 실천할 수 있을 것이다.

- 일찍 일어나서 아침 햇볕을 쐰다.

- 밤에는 전등을 너무 밝게 켜거나 스마트폰을 보지 않는다.
- 잠자기 직전에는 야식을 먹지 않는다.

우리가 상식처럼 알고 있는 '성장호르몬이 분비되는 황금시간대는 22시에서 2시 사이'라는 주장에는 확실한 증거가 없는 것으로 알려져 있다. 그렇더라도 날짜가 바뀌기 전에 취침하는 것이 제일 좋다. 나는 부신 피로 환자들에게 21시 이전에 잠자리에 들도록 권하고 있다.

일이 끝나지 않아서 좀처럼 이른 시간대에 잠잘 수 없다면 남은 일을 다음 날 아침으로 미루고 잠자리에 드는 것이 바람직하지 않을까 생각한다. 아침 햇볕을 받아 생체 시계를 일단 리셋하고 나서 일을 하는 편이 효율 면에서도 유리하다.

수면의 질을 개선하는 데는 지금의 수면 상태를 아는 것이 매우 중요하다. 나는 스마트폰의 수면 앱을 이용하여 잠들어 수면 상태에 들어갈 때까지의 시간이나 렘수면·논렘수면의 파형(波形)을 점검한다.

잠든 후 90~120분 이내에 성장호르몬이 가장 많이 분비되므로 이 사이에 얼마나 깊은 수면에 들어갈 수 있느냐가 중요하다. 깊은 수면에 가장 도움이 되는 방법은 입욕이다. 목욕을 한 직후에는 몸속 체온이 올라가 있지만, 우리 몸의 항상성 유지 기능이 작동하여 차츰 체온이 내려간다. 목욕 후 60~90분이 지나 잠이 들면 몸통 체온은 낮아지고, 손발 끝의 온도는 높은 상태가 된다. 이런 상태가 수면에 있어서는 최고다.

　잠자리에 드는 시간이 불규칙하면 항상성에 반하기 때문에 질 좋은 잠을 자기가 어렵다. 주말에 푹 자면 된다고 생각하는 사람도 있는데, 수면은 저축이 안 된다. 자율신경을 안정화하기 위해서라도 정해진 시간에 자고 일어나야 한다.

모든 질병의 근본 원인 ④
스트레스

각종 스트레스에
둘러싸인 현대인

질병의 근본 원인 5가지 중 네 번째는 '스트레스'다.

스트레스라고 하면 "현대인이 스트레스를 받는 건 당연한 일이며, 어떤 식으로 스트레스를 푸는지가 중요하다"라고들 말한다. 그러나 스트레스는 코티솔을 비롯한 스트레스 호르몬 분비의 균형을 무너뜨릴 뿐만 아니라 인체의 다양한 기능에도 영향을 끼친다. 그러므로 스트레스 받는 것을 인내하려고만 들지 말고, 될 수 있는 대로 줄여나가는 것이 심신을 질병으로부터 보호하는 비결이다.

스트레스란 원래 물리적인 중압, 압박, 압력을 뜻하는 말이었는데 거기에서 파생되어 정신적인 압박감, 중압, 긴장도 의미하게 됐다. 의학적으로는 '외부 자극 등으로 말미암아 몸속에 생기는 반응'이라고 두루 일컫는데, 스트레스에는 도표 2-10과 같이 다양한 종류가 있다.

특히 여성 중에는 일교차나 기압으로 스트레스를 느끼는 사람이 많은 것 같다. 태풍이 오면 발작을 일으키는 사람도 더러 있다. 이런 현상은 우연히 일어나거나 기분 탓에 나타나는 것이 아니라, 기압의 변화로 스트레스를 받은 나머지 자율신경이 교란되어 발생한다.

스트레스의 징조를 감지하여
미리 대비하는 것이 중요하다

인체의 생명을 유지하고 체내 환경을 관장하는 자율신경은 외부 환경의 다양한 변화에 우리 몸을 적응시키는 역할을 맡고 있다. 평온한 환경 변화에는 신체가 잘 대응할 수 있지만, 태풍의 접근처럼 급격히 기압이 저하되거나 기온에 변화가 생기면 그 상황에 몸을 무리하게 맞추려고 하다가 자율신경이 흐트러져서 스트레스를 느끼게 된다.

"진차하자, 안정을 취히면 괜찮아!"라며 사신을 타일러서 부교감신경이 우위를 차지하면 좋겠지만, 부신 피로 증상이 있는 사람은 그렇게

도표 2-10 :: 다양한 스트레스

스트레스의 종류	원인
정신적 스트레스	불안, 슬픔, 노여움, 인간관계, 업무, 돈 등
신체적 스트레스	상처, 화상, 통증 등
물리적 스트레스	일교차, 기후, 기압, 소음, 블루 라이트, 자외선 등
화학적 스트레스	환경오염 물질, 약물, 농약, 첨가물 등
생물학적 스트레스	세균, 바이러스, 곰팡이 등

할 수도 없다. 왜냐하면 변덕스러운 날씨와 기온 변화에 몸이 대응하지 못해서 혈압이 상승하거나 맥박·호흡이 빨라지거나 위와 장의 기능이 나빠져 자신도 모르는 사이에 강한 스트레스를 받기 때문이다. 또한 의욕 저하, 나른함, 권태감, 졸음 등의 증상도 느낀다.

기압이 낮으면 컨디션이 나빠진다고 하는데, 저기압 환경에서도 쾌적하게 지내려면 어떻게 하는 것이 좋을까?

먼저, 자신의 증상과 타이밍을 알아야 한다. "주말에 날씨가 안 좋을 것 같아", "태풍이 오려나?"라든지 "슬슬 장마가 시작되겠구나!"처럼 어떤 의미에서는 몸의 컨디션이 나빠질 것을 감지하고 마음의 준비를 해두어야 한다.

증상이 니타나기 전에 대책을 세우는 것도 매우 중요하다. 그러니 수면 시간을 확보하고, 혈당이 심하게 요동치지 않도록 식생활을 개선하며, 적당한 운동을 꾸준히 하고, 밤늦게까지 스마트폰이나 컴퓨터를 보지 않으며, 스트레스를 받지 않는 노하우 같은 준비를 제대로 해놓자.

스트레스를 감지하는 뇌의 능력은
원시시대와 수준이 같다

의료 현장에서 종종 느끼지만, 의사로서 환자들의 저혈당, 만성 염증, 수면 부족을 조절하는 일은 어느 정도 가능하다. 하지만 다른 사람의 스트레스를 제어하는 일은 대단히 어렵다. 왜냐하면 우리의 뇌와 신체의 메커니즘은 원시시대의 수준 그대로이기 때문이다.

원시시대에는 스트레스 요인이 추위와 더위 같은 기후나 배고픔 등 손에 꼽을 정도로 적었지만 오늘날에는 인간관계, 돈, 압박, 트라우마, 회사생활, 일자리 등 스트레스를 초래하는 원인이 다양해지고 복잡해졌다. 그러나 우리의 뇌는 그렇게 번잡해진 스트레스를 구별할 수 있을 정도로 발달하지 못했다. 그래서 몸이 대신 위험에 직면했는지, 활동하기에 적합한 상황인지를 판단한다. 그러면서 스트레스 호르몬이 분비되어 교감신경을 우위에 서게 해 항상 심리적으로 불안한 상태에 빠져 있게 된다.

또한 어떤 사람에게는 스트레스가 되는 일이 다른 사람한테는 스트레스가 아닐 수도 있다. 예를 들어, 대중 앞에서 연설하는 것에 아무런 어려움을 느끼지 않는 사람이 있는가 하면, 극도로 긴장하는 사람도 있다. 노래 부르기를 좋아하는 사람이 있고, 절대로 그것을 못 한다는 사람도 있다. 그런데 사람들은 대체로 자신에게 원인이 있는 스트레스는 남에게 털어놓기를 싫어한다. 그래서 의사로서도 환자와 상담하기가 워낙 조심스러워 스트레스의 원인을 파악하는 일이 상당히 어렵다.

이같이 스트레스는 모든 질병의 근본 원인 중 하나이면서 그 치료가 무척 어려운 편이다. 환자와 조금씩 인간관계를 맺어가는(신뢰 관계를 형성하는) 것으로 차근차근 스트레스의 원인을 알아내려 노력하고 있다.

뇌는 ATP의 20% 이상을 소비하는
에너지 도둑이다

현대사회의 다양한 스트레스에 맞서는 데 있어 기억해두면 참고될 만한 사항이 있다. 그것은 '뇌는 에너지 도둑'이라는 점이다. 뇌의 무게는 몸무게의 2% 정도인데 소비하는 에너지(ATP)의 양은 전체의 20%나 된다. 뇌는 우리 몸에서 에너지를 가장 많이 소비하는 기관이다.

몸속 미토콘드리아 등에서 생산된 ATP는 간 해독이나 골격근 형성

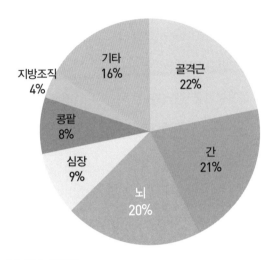

에너지 손실을 없애자

- 뇌는 에너지(ATP) 도둑이다.
- 뇌의 ATP 손실을 일으키는 요인을 찾자.
- 뇌의 무게는 1.2kg(체중의 2% 정도)에 지나지 않지만 전체 에너지의 20%를 소비한다.

(출처: 후생노동성 e-health net, '장기·조직별 안정 시 대사량')

에 20% 이상이 소비된다. 심장이나 콩팥을 움직이는 데도 ATP가 쓰인다. 그런데 스트레스를 받아서 뇌가 잡다한 생각에 깊이 빠져버리면 뇌가 소비하는 ATP의 양이 늘어나서 다른 장기에 사용될 양이 줄어든다.

따라서 뇌가 필요 이상으로 ATP를 소비하지 않도록 하는 것이 다른 장기나 기관을 정상적으로 움직이게 하는 데 무척 중요하다. '남에게

도움을 주고 칭찬받자', '사회에서 인정받고 싶다'는 인정 욕구에서 벗어나서 오로지 자신의 일만 생각하자.

그러면 구체적으로 어떻게 하는 것이 좋을까? 이 책에서 그 해결책까지 제시할 수는 없지만, 스트레스를 조절하는 방법은 참으로 다양하니 자신에게 맞는 스트레스 조절법을 찾아내 습관화해야 한다. 거듭 강조하지만, '뇌는 에너지 도둑'이라는 사실은 꼭 기억하자.

2-5
모든 질병의 근본 원인 ⑤
운동 부족

운동은 질병으로부터

우리를 지키는 보충제다

　질병의 근본 원인 5가지 중 마지막 원인은 '운동 부족'이다. 운동은 식사, 수면과 함께 생활습관의 3대 요소로 꼽는다. 나 역시 취미로 철인경기(鐵人race)를 오랫동안 지속하면서 운동이 심신에 가져다주는 장점을 체감하고 있다.

　운동 부족이 질병의 요인이라고 하면 고개를 갸우뚱하는 사람도 있을 테데, 사실 운동은 우리 몸을 질병으로부터 보호해주는, 누구라도 섭취할 수 있는 '보충제'와 같다.

운동의 주요 효과는 세 가지 측면에서 설명할 수 있다.

① 인슐린 저항성을 개선한다.
② 미토콘드리아의 수를 늘린다.
③ 자율신경의 균형을 잡는다.

운동의 효과 ①
인슐린 저항성을 개선한다

2-2항에서 설명한 저혈당의 원인 중 하나인 인슐린 저항성은 운동이 부족해서 생기는 바가 크다.

운동은 인슐린 저항성을 개선하는 효과가 있다. 그 효과는 즉시 나타나는 급성 효과와, 반복함으로써 차츰 나오는 만성 효과가 있다. 이러한 효과가 드러나는 과정에서는, 골격근이나 지방세포 속에 숨어 있는 단백질인 'GLUT4(Glucose Transporter Type 4, 포도당 수송체 Type 4)'의 작용이 중요하다.

식사로 섭취한 글루코스(포도당)가 혈액으로 들어가서 혈당이 상승하면 췌장이 당의 대사를 조절하여 혈당을 일정하게 유지하는 인슐린을 분비한다. 동시에 인슐린은 혈당을 골격근이나 지방조직으로 보내는

도표 2-12 ::: GLUT4가 선도하는 글루코스의 끌어들임

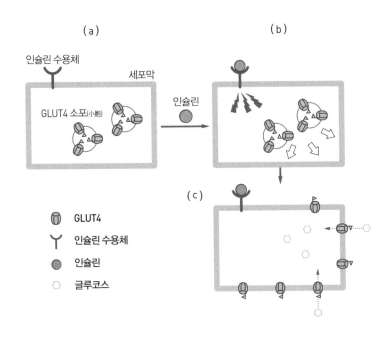

중개자로서, 골격근이나 지방조직의 표면으로 이동하여 혈당이 있음을 알린다(이를 '인슐린 신호 전달'이라고 한다). 그리하면 골격근이나 지방세포 속에 있는 GLUT4가 인슐린으로부터 자극받아서 세포의 표면(세포막)으로 이동하여 혈액 속의 당을 세포 안으로 끌어들인다. 세포 속으로 들어온 당(포도당)은 골격근에 글리코겐으로, 지방조직에 중성지방으로 저장된다. 이처럼 GLUT4는 인슐린의 자극을 받아서 당의 운반책으로 작용한다.

우리가 운동하면 GLUT4가 세포의 표면으로 활발히 이동하여 글루

도표 2-13 :: 운동의 급성 효과, 만성 효과

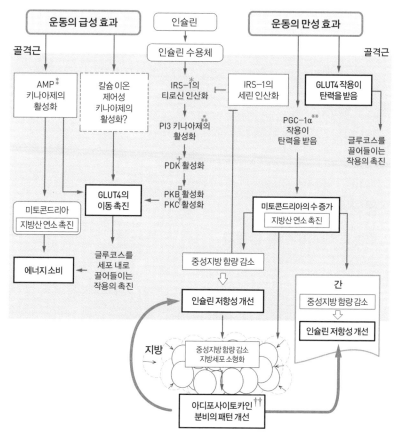

출처: 운동과 인슐린 저항성. 당뇨병 47(8): 622~625 2004

---

* IRS-1 : Insulin receptor substrate 1, 인슐린 수용체 기질 1.

** PGC-1α : Peroxisome proliferator-activated receptor gamma coactivator 1-alpha, 페록시솜 증식인자 활성화 수용체 감마 보조 활성제 1 알파. 페록시솜이란 과산화수소를 생성·분해하는 효소를 함유한, 세포질 내의 작은 알갱이를 가리킴.

* AMP 키나아제 : 아데노신일인산(adenosine monophosphate, AMP) 인산화효소(燐酸化酵素).

** PI 3 키나아제 : phosphatidyl inositol 3-kinase, 포스파티딜 이노시톨 3-인산화효소(燐酸化酵素)

\+ PDK : phosphoinositide-dependent kinase, 포스포이노시타이드 의존성 인산화효소.

¤ PKB : Protein Kinase B, 단백질 인산화효소 B.

† PKC : Protein Kinase C, 단백질 인산화효소 C.

†† 아디포사이토카인(adipocytokine) : 지방조직에서 분비되어, 혈액을 타고 온몸을 순환하면서 인슐린 저항성과 대사, 에너지 균형 등을 조절하는 생리활성물질.

코스를 세포 안으로 이끄는 현상을 촉진한다(운동의 급성 효과). 또한 운동을 규칙적이고 반복적으로 하면 GLUT4의 작용이 탄력을 받아서 글루코스의 끌어들임이 증진된다(운동의 만성 효과). 이같이 운동에는 글루코스를 체내로 이끄는 운반책, 즉 GLUT4의 작용을 증진하는 두 가지 효과가 있다.

운동의 효과 ②
미토콘드리아의 수를 늘린다

운동의 또 다른 효과는 세포 내 미토콘드리아의 수를 늘려서 그 기능을 활발하게 만드는 것이다. 미토콘드리아가 활성화되면 ATP의 생산이 촉진된다.

게다가 운동은 인슐린 저항성의 원인이 되는 내장지방을 효과적으로 줄여준다. 운동을 통한 체지방 감소는 피부밑지방보다 내장지방에서 효과가 더 좋은 경향이 있다. 내장지방이 줄어들면 인슐린 저항성의 원인이 되는 TNF-α(종양괴사인자. 사이토카인의 일종) 등이 적어지므로, 이런 점에서도 인슐린 저항성의 개선이 기대될 수 있다.

도표 2-14 :: 인슐린 신호 전달 경로[*]

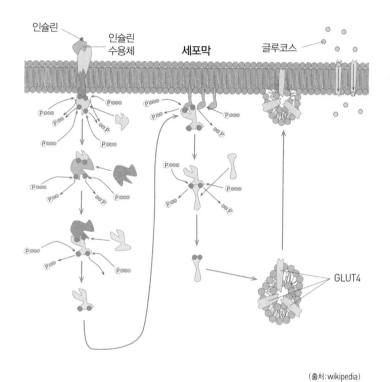

인슐린

인슐린 수용체

세포막

글루코스

GLUT4

(출처: wikipedia)

* 인슐린 신호 전달 경로 : 인슐린이 인슐린 수용체의 단백질에 결합할 때 시작된다. 신호 전달 경로가 완료되면 GLUT4가 세포막과 한 몸이 된다. 그 결과 GLUT4의 단백질 채널이 세포막에 박혀서 포도당이 세포로 운반될 수 있게 된다.

운동의 효과 ③
자율신경의 균형을 잡는다

　자율신경의 균형을 이루는 것도 운동을 통해 얻을 수 있는 효과로서 무시할 수 없다. 경험자라면 알겠지만, 마라톤 후에 맛보는 성취감이나 땀을 흘리고 난 뒤의 상쾌함은 스포츠를 통해 얻을 수 있는 대표적인 감정이다. 그렇게 좋은 기분을 느낄 때 자율신경이 균형을 이룬다.

　몸과 마음의 상호관계를 다루는 심신의료 분야에서는 운동이 '마음의 건강'에 크게 관여한다는 연구가 잇따라 발표되고 있다. 일례로, 미국 듀크대학교는 '우울증 진단을 받은 환자에게 30분간의 운동을 주 3회 하게 했더니 대부분 항우울제를 복용하는 것과 같은 효과를 보였다'라는 연구 결과를 발표했다. 또한 '일단 치료를 종료해보니 약물요법을 시행한 환자가 운동요법을 시행한 환자에 비해 4배나 되는 비율로 우울증이 재발되었다'라고도 밝혔다.

　하버드대학교에서는 '운동은 우울증에 깊이 관여되는 불안과 공황장애, 그리고 스트레스 전반에 효과가 있다', '운동으로 한바탕 땀을 흘리는 것은 대표적 항우울제인 리탈린(ritalin) 등을 복용하는 것과 효능이 같다. 그 영향으로 노르아드레날린·세로토닌·도파민과 같은 신경전달물질의 분비를 정상적으로 촉신하여 심신을 안정 상태로 만들어준다'는 실험 결과를 발표했다. 게다가 '운동에는 자기 평가나 면역력을 높이고, 수명을 연장하며, 수면의 질을 높이고, 성생활이 나아지는 등의 부차적 효과가 있다'는 사실까지 덧붙여서 '어떤 의미에서는 운동이 꿈과 같은 치료법이라고 할 수 있다'라고 주장한다.

개인적으로는 '운동이 우울증 약을 먹는 것과 같다'라고 단정할 순 없지만 '운동을 하지 않는 것은 우울증을 일으키는 약을 먹는 것과 같다'는 견해에는 크게 공감한다. 우리 몸은 기본적으로 원시시대의 생활에 적응하게 되어 있으므로 몸을 움직이는 행위는 살아가는 데 필수적이다. 즉 우리 몸은 하루 종일 컴퓨터 앞에 앉아 있거나 며칠씩 회의를 지속할 수 없는 구조로 이루어져 있다.

운동 강도는
부신 피로의 진행 단계에 맞춰서 결정하자

이처럼 운동은 다양한 효과를 낳는 신통한 약이라고 할 수 있다. 그래서 우울증에 시달리는 사람뿐만 아니라, 단순히 '더 행복해지고 싶다'고 생각하는 이들도 이 신기한 약을 빠짐없이 먹어야 한다.

하지만 제1장에서 설명한 부신 피로의 증상을 보이는 사람은 운동의 강도에 주의해야 한다. 제1장에서 '부신 피로는 대략 3단계로 진행된다'고 설명했다. 부신 피로가 상당히 진행된 부신 피로 3단계라면 코티솔 분비량이 줄어든 상태이므로 근본적으로 강도 높은 운동을 할 수 없다. 반대로, 부신 피로 1단계라면 적절한 유산소운동이 효과적이다. 땀을 흘릴 정도의 운동을 통해 교감신경을 안정되게 하여 코티솔의 분비를 알맞게 조절할 수 있다.

부신 피로 1단계 :

고강도 운동까지 가능하다. 코티솔 분비를 적절히 조절한다

연령별 최대 심장박동 수의 70~75% 정도로 40~50분 운동을 하는 것이 기준이다. 자신의 최대 심장박동 수는 220에서 자기 나이를 뺀 숫자다. 운동을 통해 코티솔 분비를 알맞게 조절하자.

심장박동 수의 기준(50세일 때) : $(220-50)\times0.75=127.5$

유산소운동도 심신에 부담을 준다는 점에서는 스트레스의 한 종류라고 할 수 있다. 운동을 반복함으로써 우리 몸은 적당한 스트레스에, 그리고 운동 종료에 따른 코티솔의 분비 조절에 익숙해진다. 그러면 업무나 인간관계에서 스트레스를 받아도 코티솔을 적절히 분비할 수 있게 되어 심신의 균형을 유지하는 데 문제가 없다.

운동의 빈도는 일주일에 1~3회 정도가 좋다. 너무 자주 해서는 안 된다. 기분이 좋을 정도로 피로감과 근육통을 느끼는 수준까지만 하는 것이 바람직하다.

부신 피로 2단계 :
가벼운 운동으로 코티솔의 분비를 촉진한다

2단계는 코티솔이 감소하여 힘차게 운동할 수 없는 상태다. 이 단계에서는 마라톤이나 웨이트트레이닝은 피하고, 걷기 등 강도가 약한 운동을 하루에 45분 정도 하는 식으로 코티솔 분비량을 천천히 늘리는 움직임이 좋다. 요가, 필라테스, 스트레칭도 도움이 된다.

부신 피로 3단계 :
무리한 운동은 피한다

3단계는 부신 피로가 심각한 상황으로, 부엌칼도 무거워서 들 수 없는 지경에 이르고 만다. 기본적으로 몸을 움직이기도 어려우므로 가벼운 요가, 20분 정도의 걷기에서 그치는 것이 좋다.

제3장

보이지 않는 곳에서
활약하는 보조 인자들

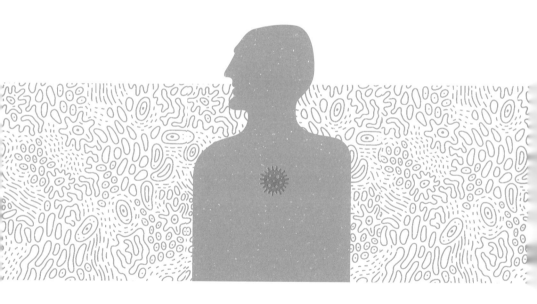

앞 장에서 질병의 근본 원인 5가지에 관해 알아보면서 자주 말한 용어가 있다. 바로 다음의 세 가지다.

　① 미토콘드리아
　② 신경전달물질
　③ 호르몬(코티솔, 갑상샘호르몬, 성호르몬)

　이 세 가지는 보이지 않는 데서 우리 몸의 균형을 유지하거나 에너지를 생산하는 등 중요한 기능을 발휘하는 보조 인자들이다. 특히 '③ 호르몬' 중에서 코티솔은 중요한 사령탑 구실을 한다.

　그런데 몸에 질병의 근본 원인 5가지가 생기면 이들 보조 인자의 작용에 문제가 일어난다. 즉 에너지가 잘 만들어지지 않아서 체내 균형이 무너지고 질병의 근본 원인 5가지는 더 악화된다. 게다가 부신 피로가 심해지면서 코티솔 분비의 제어에 차질이 생겨 병에 걸릴 위험성이 커지고 만다.

　이러한 보소 인자들의 기능을 이해하는 것은 몸의 기능을 정상적으로 유지하는 핵심을 아는 것이다. 이 장에서는 보이지 않는 곳에서 활약하는 보조 인자들에게로 눈을 돌려보자.

3-1
37조 개의 에너지 공장,
미토콘드리아

세포의 생명 활동에 관여하는
세포소기관, 미토콘드리아

　미토콘드리아라는 말을 들어봤을 것이다. 중학교 과학 시간에 배운 기억이 있는 사람도 있을 수 있다. 그런데 미토콘드리아는 대체 무엇일까?

　우리 몸은 최소 단위인 세포로 이루어져 있는데, 그 수는 무려 약 37조 개에 이른다고 한다. 세포 속에서는 핵을 중심으로 소포체(小胞體)나 골지체(Golgi體) 등 다양한 세포소기관이 독자적인 기능을 발휘함으로써 제각각 세포의 생명 활동에 관여한다. 이러한 세포소기관 중 하나가 미토콘드리아다.

미토콘드리아가 세포 내에서 맡은 중요한 일은 ATP(아데노신삼인산)라는 고(高)에너지 물질의 생산이다. 미토콘드리아는 생명을 유지하기 위해 스스로 끊임없이 ATP를 만들어낸다. 몸무게가 60kg인 사람에게는 무려 6kg의 미토콘드리아가 존재하는 것으로 알려져 있다.

앞 장에서도 말했듯이, 우리가 식사로 섭취한 영양소 가운데 당질은 간의 작용에 따라 주로 글리코겐으로 변해서 몸속에 저장된다. 그러나 저장된 글리코겐은 그대로 에너지로 쓰이지 않는다. 다시 말해, 글리코겐은 글루코스로 변하여 ATP를 만드는 데 사용된다. 우리는 이 에너지를 소비하여 생명을 유지하고, 근육을 움직이며, 머리(뇌)로 생각을 할 수 있는 것이다. 이런 뜻에서, 글루코스로부터 ATP를 만들어내는 미토콘드리아는 우리 생명의 바탕을 담당하는 중요한 시스템 중 하나라고 할 수 있다.

생명 유지에 없어서는 안 될
에너지 생산 공장

체내에서 ATP가 만들어지는 메커니즘을 조금 더 자세히 살펴보자.

ATP는 미토콘드리아의 밖과 안에서 생산된다. 미토콘드리아의 바깥에는 '해당계[解糖系(세포질기질)]'라는 메커니즘을 통해 음식 등에서 섭취

도표 3-1 :: ATP 생산 메커니즘

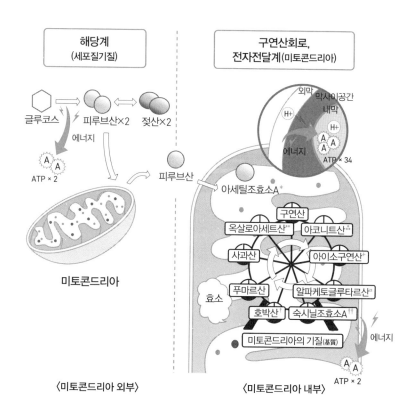

---

* 아세틸조효소A(acetyl coenzyme A) : 아세틸기와 조효소A가 결합한 고에너지 화합물.

** 옥살로아세트산(oxaloacetic acid) : 구연산회로에 쓰이는 산의 일종으로, 아세틸조효소A로부터 아세틸기를 받아 시트르산이 됨.

*** 아코니트산 : aconitic acid

\+ 아이소구연산 : isocitric acid

¤ 알파케토글루타르산(alpha-ketoglutaric acid) : 당질과 지질 및 몇 개의 아미노산 대사 경로의 분기점을 차지하고 있는 중요한 대사 중간체.

† 호박산 : 카복시기가 2개 들어 있는 이염기산의 하나.

†† 숙시닐조효소A : succinyl coenzyme A

105

한 글루코스를 피루브산으로 변환하는데, 여기서 글루코스 1개로 ATP 2개를 생산한다.

한편, 미토콘드리아의 안에서는 '구연산회로(TCA회로)'와 '전자전달계'라는 메커니즘이 ATP 36개를 만든다. 해당계에서 생성된 피루브산은 미토콘드리아 안으로 들어가서 '아세틸조효소A(acetyl-coenzyme A)'라는 물질로 변환된 후에 구연산회로로 옮겨진다. 그곳에서 구연산 → 알파케토글루타르산 → 호박산(琥珀酸)을 거쳐 다시 구연산으로 합성된다.

이 구연산회로의 공정에서 생성되어 전자(電子)를 운반하는 NADH, FADH2라는 조효소는, 미토콘드리아의 내막으로 들어가서 H^+(수소 양이온, 양성자)를 외막과 내막 사이의 공간에 모은다. 이렇게 해서 대량으로 쌓인 H^+가 미토콘드리아의 기질로 힘차게 들어오는 에너지를 이용하여 ATP를 만들어낸다(양성자펌프라고도 한다). 이것이 전자전달계에서 ATP가 만들어지는 공정이다.

이러한 메커니즘을 자세히 기억하지 않아도 되지만, 여기서 중요한 대목은 미토콘드리아의 안이 바깥의 해당계에 비해 에너지 생산력이 무려 18배나 크다는 점이다. 게다가 글루코스뿐만 아니라 단백질과 지질로부터도 ATP를 합성해낸다.

미토콘드리아는 우리의 생명 유지에 꼭 필요한 '에너지 생산 공장'이다(해당계도 산소 없이 ATP를 생산할 수 있다는 측면에서 뛰어난 메커니즘이다. 단거리 경주를 하거나 무거운 물건을 들어 올릴 때와 같이 산소가 공급되기를 기다릴 수 없는 상황에서도 해당계는 필요한 ATP를 순식간에 만들 수 있다).

미토콘드리아의 기능 저하가
부정형 신체 증후군을 일으킨다

미토콘드리아가 만드는 ATP의 원료는 당질이다. 우리가 매일 먹는 빵, 밥, 면 등에 들어 있는 탄수화물의 당분이 몸속에서 소화·흡수되어 글루코스(포도당)로 변환된 뒤에 미토콘드리아에서 ATP를 만드는 원료로 쓰인다. 바꿔 말해, 혈당이 없으면 미토콘드리아에서 ATP가 생산될 수 없어 미토콘드리아의 기능 저하가 일어난다. 미토콘드리아의 기능 저하로 말미암은 주요 폐해는 도표 3-2와 같다.

도표 3-2를 보고, 앞서 소개한 '부정형 신체 증후군'을 떠올린 사람도 있을 것이다. 미토콘드리아의 기능 저하로 나타나는 불편은 부정형 신체 증후군 증상에도 해당하기 때문이다. 머리말에서는 '부정형 신체 증후군, 즉 병에 걸리기 전 단계인 미병 상태는 HPA 축의 기능장애 탓에 코티솔의 분비에 이상이 생기는 부신 피로에 의해 유발된다'라고 설명했었다. 다시 말해, 부신 피로와 미토콘드리아의 기능 저하가 공통적으로 부정형 신체 증후군의 원인이다.

부신 피로와 미토콘드리아의 기능 저하 중에 어느 쪽이 더 큰 원인인

도표 3-2 :: 미토콘드리아의 기능 저하로 생기는 불편

진료과	증상
내과 · 위장과	• 쉽게 피로해진다. • 아침에 일어나기가 힘들다. • 감기에 잘 걸린다. • 부종이 있다. • 변비가 생기거나 설사가 난다. • 식욕 부진이 있다. • 구역질이 난다.
순환기 · 뇌신경과	• 두근거림, 호흡 곤란을 느낀다. • 흉통을 느낀다. • 두통이 있다. • 머리가 띵하고 무겁다.
부인과	• 냉증이 있다. • 월경 이상이 있다.
심료내과	• 신경과민이 있다. • 주의력 저하, 조바심을 느낀다.
피부과	• 머리 감을 때 머리카락이 쉽게 빠진다. • 멍이 잘 든다. • 습진이 생기기 쉽다. • 안색이 나쁘다.
치과 · 이비인후과	• 목의 불쾌감을 느낀다. • 일어설 때 현기증을 느낀다. • 어지럼증이 있다. • 이명이 있다. • 잇몸 출혈이 있다.
정형외과	• 이께 결림이 있다. • 요통이 있다. • 등의 통증이 있다.

지 궁금할 것이다. 근원으로 거슬러 올라가면, 미토콘드리아의 기능 저하를 일으키는 원인은 부신 피로의 원인과 거의 같다고 할 수 있다. 또한 미토콘드리아의 기능 저하가 부신 피로를 야기하고, 부신 피로가 미토콘드리아의 기능 저하를 초래한다. 이 두 현상은 따로따로 생기는 것이 아니라 함께 나타나서 서로 영향을 주고받는 것이다.

미토콘드리아의 기능 저하를 부르는 원인 4가지

미토콘드리아의 기능 저하는 단순히 ATP의 원료인 당질을 충분히 섭취한다고 예방되지 않는다. 원인을 알고 바로잡아야 한다. 미토콘드리아의 기능이 저하되는 주된 요인은 네 가지로 요약할 수 있다.

① (불규칙적인 식사, 잘못된 식생활로 인한) 질이 나쁜 영양 상태
② (장내 환경의 황폐로 인한) 장 누수 증후군
③ 유해 중금속 등의 독소 누적
④ 산화 스트레스의 증가

앞서 해설했듯 ATP는 미토콘드리아 안에 있는 구연산회로가 가동함

으로써 만들어진다. 이 회로는 세포 안으로 유해 중금속이 들어오면(도표 3-3) 가동을 멈춰버린다. 또한 이 회로를 돌리는 주체는 비타민, 미네랄 등의 영양소라 이러한 영양소가 부족하면 회로를 돌릴 수 없다. 그런 점에서 제2장에서 설명한 '②장 누수 증후군'은 미토콘드리아의 기능 저하에도 영향을 크게 미친다.

우리 몸속과 창자의 내벽을 가로막아 중요한 '방파제' 구실을 하는 것은 장내 환경이다. 방파제 구실을 하는 창자의 밀착결합(tight junction)*이 느슨해지면 장내로부터 화학물질이나 중금속이 새어나와서 세포 안으로 들어가므로 미토콘드리아의 구연산회로에 악영향을 끼치고 만다.

미토콘드리아는
활성산소의 발생원이기도 하다

'④산화 스트레스의 증가'에 관해서도 알아보자.

미토콘드리아는 글루코스로 ATP를 만들 때 몸속 산소의 약 95%를 소비하는 것으로 알려져 있다. 남은 산소 가운데 약 2%는 활성산소로 바뀐다. 활성산소란 쉽게 말해 '체내의 물질을 산화하는 힘이 매우 강한 산소'라는 뜻이다. 그 종류로 초과 산화물 음이온기(superoxide anion

---

* 밀착결합 : 세포 간 결합 양식 가운데 하나. 이웃한 세포의 세포막이 서로 밀착하는 것을 말한다.

도표 3-3 :: 구연산회로에 영향을 미치는 중금속 · 비타민 · 미네랄

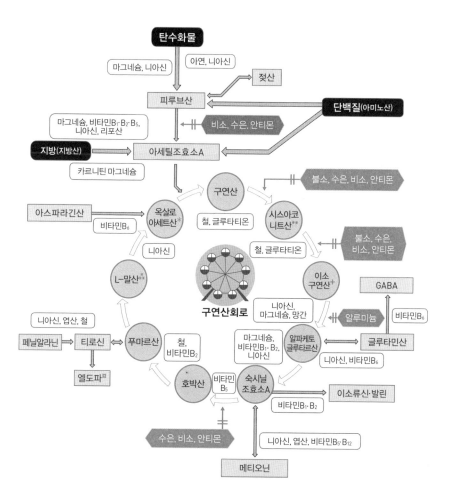

* 옥살로아세트산 : oxaloacetic acid
** 시스아코니트산 : cis aconitic acid
** L-말산(L-malic acid) : L-말산은 사과, 포도 등 천연 과일에 함유되어 있는 산의 일종
+ 이소구연산 : isocitric acid
¤ 엘도파(L-DOPA) : 이 물질은 혈액뇌관문을 통과하여 뇌 속에서 도파민으로 변한다.

radical), 수산화라디칼(hydroxyl radical), 과산화수소, 일중항산소(一重項酸素, singlet oxygen) 등 네 가지가 있다고 한다.

활성산소는 우리 몸속에서 살균이나 면역의 기능도 발휘하기에 일률적으로 '유해 물질'이라고 규정할 수는 없다. 그러나 활성산소가 너무 많아지면 정상적인 세포나 유전자를 산화해버린다. 또한 활성산소 중에는 스스로 우리 몸을 공격하는 것도 있다. 예를 들면, 수산화라디칼은 세포핵을 파괴하고 DNA를 손상시킴으로써 세포분열을 지속하여 암을 일으키는 인자로 변한다. 그리고 뇌 신경세포를 손상시켜 뇌 기능의 저하와 기억장애, 알츠하이머병의 요인이 되기도 한다.

미토콘드리아는 ATP를 만들어내는 에너지 공장이면서 활성산소의 발생원이기도 하다. 마치 화력발전소에서 전기를 생산하면서 배기가스도 배출하는 것과 다를 바 없지 않은가. 이렇게 ATP와 활성산소는 서로 뗄 수 없는 관계에 있다. 하지만 인체에는 활성산소로부터 몸을 보호하여 항상성을 유지하는 기능이 갖춰져 있다. 그것은 바로 항산화 작용을 전담하는 '항산화 방어 기구'다.

우리 몸에는 활성산소 생성과 항산화 방어 기구의 균형을 유지하는 기능이 있다. 그런데 체내에서 활성산소가 너무 많이 만들어지면 이러한 균형이 무너지게 된다. 이런 상태를 '산화 스트레스'라고 부른다. 산화 스트레스는 다양한 신리적·육체적 스트레스에 의해 높이진다. 자외선·방사선·대기오염·담배·약품·중금속 등은 모두 산화 스트레스를 증가시키는 원인이다. 과도한 운동도 산화 스트레스를 높이는 요인 중 하나로 알려져 있다.

미토콘드리아의 활성화에
꼭 필요한 항산화 작용

미토콘드리아를 활성화하려면 산화 스트레스를 억제하기 위한 항산화 대책도 반드시 필요하다.

먼저, 체내의 항산화 작용에 관해 살펴보자. 이 작용의 주체는 비타민E, 비타민C, 글루타티온, 코엔자임Q_{10}, 알파리포산이라는 항산화 물질이다.

① 가장 먼저 강력한 항산화 비타민으로 작용하는 것은 비타민E다. 하지만 활성산소가 많아져서 비타민E가 너무 많이 작용하면 비타민E 자체가 산화해버린다.

② 산화한 비타민E에 대해 작용하는 것이 비타민C다. 자신이 산화됨으로써 산화된 비타민E를 원래대로 되돌린다.

③ 산화한 비타민C에 대해 작용하는 것이 글루타티온이다. 자신이 산화됨으로써 산화된 비타민C를 원래대로 되돌린다.

④ 코엔자임Q_{10}은 비타민C와 마찬가지로 자신이 산화됨으로써 비타민E를 원래대로 되돌린다.

⑤ 알파리포산은 비타민C, 글루타티온, 코엔자임Q_{10}에 대해 항산화 작용을 부활시킨다.

비타민E, 비타민C, 글루타티온, 코엔자임Q_{10}, 알파리포산… 이 항산화 물질들이 항산화 방어 기구 구실을 하며, 미토콘드리아를 가동시키기 위한 필수 기능을 발휘한다.

항산화 물질에는 외부로부터 섭취할 필요가 있는 것과 몸속에서 만들 수 있는 것이 있다. 전자에 해당하는 것은 비타민C와 비타민E이며, 후자에 해당하는 것은 글루타티온과 코엔자임Q_{10}, 알파리포산이다. 단, 컨디션이 좋아야만 몸속에서 항산화 물질을 만들 수 있으며, 그 양은 나이가 들수록 점점 줄어든다. 따라서 보충제 등이 필요할 수 있다.

무엇보다 평소의 균형 잡힌 식사, 적절한 운동, 충분한 수면을 통해 체내의 항산화 방어 기구를 온전히 유지하는 것이 산화 스트레스의 예방에도 중요하다. 이는 '질병의 근본 원인 5가지'로도 연결된다.

신경전달물질은
몸과 뇌를 오가며 정보를 운반한다

신경전달물질은
뇌 속의 정보 전달 책임자

미토콘드리아가 체내의 에너지를 만드는 생산 공장이라면, 뇌와 몸의 균형을 잡아서 늘 정상적인 상태를 유지하는 것은 '신경전달물질'이다.

우리 뇌 속은 세포에서 세포로 정보가 전달됨으로써 온몸의 기능이 발휘되도록 이루어져 있다. 뇌 속에서 세포와 세포를 연결하는 부위를 시냅스라고 한다. 이런 시냅스 사이를 오가며 뇌 내의 정보 운반책으로서 기능하는 것이 신경전달물질이다.

도표 3-4 :: 주요 신경전달물질의 종류

분류	종류	기능
흥분계(촉진계) 신경전달물질	도파민	상승 : 불안, 초조, 공황, 주의력결핍과잉행동장애, 의존성 저하 : 무기력, 파킨슨병
	노르아드레날린	상승 : (마음:불안, 공포) 불안, 초조, 공포 저하 : 우울, 의욕, 주의력·집중력, 피로 증상
	아드레날린	상승 : (몸:공격적)공격, 클레임, 충동구매, 고집
억제계 신경전달물질	세로토닌	상승 : 불안, 환각, 흥분 저하 : 우울증, 불안 장애, 수면 장애, 식욕과 성욕 증가
	GABA	신경의 불안·흥분·긴장을 가라앉히는 작용 저하 : 불안, 수면 장애, 우울증
	멜라토닌	상승 : 수면, 면역력

우리 몸속에 있는 신경전달물질은 약 20종으로 알려져 있다. 비교적 연구가 순조로운 물질은 도파민, 노르아드레날린, 아드레날린, 세로토닌, GABA 등이다. 이름 정도는 들은 적이 있을 것이다. 이 신경전달물질들은 크게 흥분(촉진) 작용을 하는 것과 억제 작용을 하는 것으로 나뉜다. 흥분계(촉진계) 신경전달물질의 대표는 도파민, 노르아드레날린, 아드레날린이며, 억제계 신경전달물질의 대표는 세로토닌, GABA, 멜라토닌 등이다. 흥분계 신경전달물질과 억제계 신경전달물질의 균형이 깨지면 정신적으로 질환이 초래된다고 한다.

주요 신경전달물질의
종류와 기능

대표적인 신경전달물질들에 관해 알아보자. 이 물질들은 제2장에서 설명한 '병의 근본 원인 5가지' 중에서도 특히 스트레스, 수면 부족과 크게 관련이 있다는 점을 기억해두자.

도파민

도파민은 뇌의 측좌핵*에서 분비되어 의욕과 행복감을 일으키는 신경전달물질이다. 이뿐만 아니라 감정, 의욕, 사고, 이성, 의식 등에 관여한다. 한 예로, 술을 마시고 기분이 좋아지는 것은 도파민이 방출되면서 뇌 속 '보상 체계'로 불리는 신경계가 활성화되기 때문이라는 사실을 들 수 있다.

하지만 주의해야 할 점이 있다. 도파민이 지나치게 많이 분비되면 과식, 흡연, 도박 등에 빠질 위험이 있다는 것이다. 이러한 도파민의 과잉 분비를 억제하도록 작용하는 물질이 조금 뒤에 살펴볼 세로토닌이다.

---

* 측좌핵(側坐核, Nucleus accumbens) : 좌우의 대뇌반구에 하나씩 존재하는 신경세포 집단. 보상, 쾌감 등에 관한 정보를 처리한다.

노르아드레날린

노르아드레날린은 노르에피네프린이라고도 하는 흥분계 신경전달물질이다. 이는 전달 물질로서 각 기관에 직접 작용하는 것 외에 부신수질에서 스트레스 호르몬으로도 분비된다.

노르아드레날린은 '싸움이냐 도망이냐(fight or flight)'를 관장하는 신경전달물질이라고도 하며, 분비되면 교감신경의 활동이 증가하여 혈압 상승을 부른다. 평상시에 노르아드레날린은 자신의 역할에 맞게 균형을 유지하면서 작용하는데, 그 작용이 불균형해지면 신경증, 공황장애, 우울증 등을 일으키는 것으로 밝혀졌다. 주로 마음의 움직임, 불안, 공포, 주의, 집중, 각성, 진통 등에 작용한다.

아드레날린

아드레날린의 작용은 노르아드레날린과 비슷해 보이지만, 겉보기와 달리 심장박동 수를 높이는 작용이 강하다는 특징이 있다. 한편으로는 골격근, 간 등의 기관에 혈액을 보내고자 말초 혈관으로 혈액이 흘러들어갈 때 생기는 저항을 낮춘다. 그 결과 혈압의 변화가 거의 없거나 가볍게 상승한다.

또한 아드레날린은 교감신경이 흥분 상태(전투·도피 태세)일 때 분비되며 공격 성향, 이의 제기, 충동구매, 집착 등을 높인다.

세로토닌

세로토닌은 도파민(기쁨, 쾌락 등)이나 노르아드레날린(공포, 놀라움 등)이 관여하는 정보를 통제하여 정신을 안정시키는 억제계 신경전달물질이다. 세로토닌이 부족하면 도파민과 노르아드레날린이 관여하는 정보의 제어가 불안정해져서 정신적 균형이 깨진다. 다시 말해, 공격성이 높아지거나 불안, 우울증, 공황장애 등의 정신 증상(정신적으로 나타나는 병적 증상)을 일으키는 것으로 드러났다.

정신 활동의 변화로는 우울감, 불안, 강박관념, 공황 발작, 수면 장애(각성 이상), 식욕 이상(주로 과식) 등을 일으킨다. 신체 기능의 변화로는 체온 조절의 부전(不全), 혈관 수축 기능의 기복에 따른 혈압 변동이나 혈관성 두통, 장의 연동운동 부전으로 말미암은 설사·변비 같은 증상들이 나타난다.

GABA

GABA도 뇌나 척수에서 교감신경의 작용을 억제해 정신을 안정시키는 억제계 신경전달물질이다. 이 물질에는 노르아드레날린의 분비를 억제하여 혈압을 낮춤으로써 흥분한 신경을 진정시키거나, 스트레스를 완화하거나, 수면의 질을 좋게 하는 효과가 있다. 세로토닌과 함께 자동차의 브레이크와 같은 구실을 한다.

장내 환경 상태가
신경전달물질에 영향을 미칠까

신경전달물질의 혼란은 다음과 같은 원인 때문에 발생한다.

① 영양 부족(특히 아미노산)
② 장내 환경의 황폐화

신경전달물질의 원료는 아미노산, 곧 단백질이다. 그러므로 단백질 섭취가 부족하면 당연히 신경전달물질을 생성할 수 없다.

그렇다고 단백질만 충분히 섭취한다고 해서 문제가 없는 건 아니다. 제2장에서 설명한 대로, 장내 환경이 나빠지면 애써서 섭취한 단백질이 잘 흡수되지 않아 결국 신경전달물질의 원료인 아미노산이 모자라게 된다.

게다가 신경전달물질을 생성하는 데는 단백질뿐만 아니라 비타민·미네랄과 같은 조효소도 꼭 있어야 한다. 비타민·미네랄도 장내 환경이 악화되면 장에서 흡수되지 않는다. 장내 환경의 상태가 신경전달물질 생성에 중요하다는 사실을 이 대목에서 알 수 있다.

이런 현상에서 '장과 뇌는 연결돼 있다'라는 점을 새삼 깨닫는다.

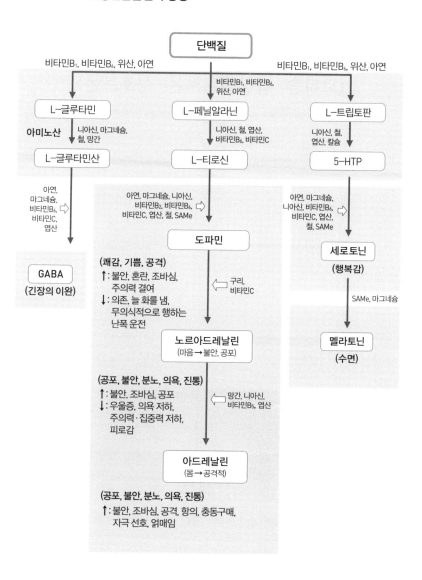

3-3
호르몬
(코티솔·갑상샘호르몬·성호르몬)

　제1장에서 알아봤듯이 스트레스 호르몬은 외부로부터 심신이 스트레스를 받았을 때 항상성을 유지하기 위해 분비되는 호르몬이다. 그중에서도 사령탑 구실을 하는 것이 코티솔이며, 시상하부(H)-뇌하수체(P)-부신(A)의 'HPA 축 피드백 시스템'에 따라서 코티솔 분비가 조절된다.

　부신 피로(HPA 축의 기능장애)는 질병의 근본 원인 5가지 때문에 발생한 뇌하수체의 기능 결함에 동반된 코티솔의 분비 장애다. 이처럼 뇌하수체에 문제가 생기면 여러 종류의 호르몬 분비에도 영향이 미친다. 이에는 갑상샘호르몬, 성호르몬(남성호르몬, 여성호르몬), 성장호르몬, 프로

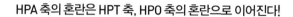

HPA 축의 혼란은 HPT 축, HPO 축의 혼란으로 이어진다!

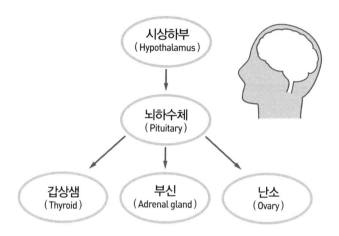

락틴(젖분비호르몬), 항이뇨호르몬(몸의 수분 균형을 조절하는 호르몬) 등이 해당한다.

이 가운데서도 코티솔, 갑상샘호르몬, 성호르몬의 조절은 자체 체계 안에서 자율적으로 서로 영향을 주고받는다. 그래서 갑상샘호르몬이나 성호르몬을 치료하기 전에 먼저 질병의 근본 원인 5가지에 착안하여 부신을 치유하면 갑상샘호르몬·성호르몬의 증상도 호전된다는 사실이 일선 의료 현장에서는 익히 알려져 있다.

제4장

질병으로부터 나를 지키는
장내 환경,
간의 해독 작용

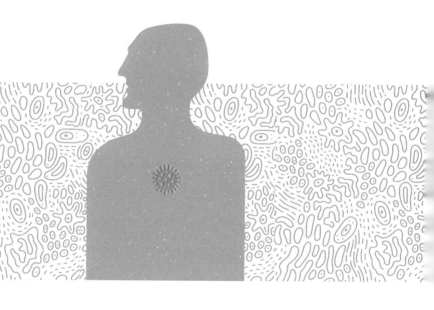

이제까지 모든 질병의 근본 원인 5가지, 그리고 보조 인자 3종에 관해서 설명했다. 그 내용을 요약하면, 질병의 5가지 근본 원인이 보조 인자 3종 중에서도 '코티솔'의 분비에 영향을 끼침(부신 피로 =HPA 축의 기능장애)으로써 몸의 기능에 차질을 일으키고 각 기관의 기능을 연쇄적으로 약화시켜서 '부정형 신체 증후군(미병)'을 일으킨다는 것이다.

부정형 신체 증후군이 진행되어 다다를 곳은 질병의 마지막 방어선인 장내 환경과 간의 해독 작용이다. 장내 환경이 나빠지고 간의 해독력이 떨어지면 질병의 근본 원인 5가지와 보조 인자 3종에도 그 영향이 미쳐 서로 기능을 떨어뜨리는 악순환에 빠지고 만다. 이것이 바로 질병이 생기는 메커니즘이다.

이 장에서는 장내 환경과 간의 해독 작용에 관해 살펴본다. 각각에 대해 질병의 근본 원인 5가지와 보조 인자 3종이 서로 어떻게 영향을 미치는지 알아보자.

모든 질병은
장에서 시작된다

장의 중요한 작용
3가지

'모든 질병은 장에서 시작된다'라는 말은 고대 그리스의 의사 히포크라테스(기원전 460~370년)가 남겼다. 과학에 토대를 둔 의학의 기초를 닦아 '의학의 아버지'로 불리는 히포크라테스는 놀랍게도 기원전의 시점에서 장(창자)의 중요성에 눈을 떴다.

장을 영어로는 'gut(거트)'라고 한다. 테니스 라켓 면에 격자 모양으로 엮는 실을 '거트'라고 하는데, 이는 옛날에 양의 창자를 거트로 사용한데서 유래됐다. 그리고 거트의 복수형 'guts'는 '내장'이라는 의미에서 파생되어 '용기·담력·인내'를 뜻하는 단어가 됐다. 그만큼 장이라는 기관은 우리의 건강을 유지하는 데 '대단히 중요한 부위'이며, 간의 해독작용과 연계하여 외부로부터 우리 몸을 지켜준다.

최근에는 장내 환경을 중요하게 여기는 장활법 이론이 유행하면서 장의 기능을 높이고자 유산균이나 유산균 음료, 요구르트 등을 매일 섭취한다는 이들이 늘고 있다. 이참에 장의 기능을 새롭게 확인해보자. 장이하는 일은 크게 세 가지로 나눌 수 있다.

① 음식을 소화시키고 영양소를 흡수한다.
② 수분을 흡수하여 변을 만들고 배설한다.
③ 병원체·독소 등으로부터 몸을 보호한다.

음식을 소화시키고 영양소를 흡수한다

음식에 포함된 영양소(탄수화물, 단백질, 지방 등)가 체내에 흡수되기 쉬운 모양이나 크기로 바꾸는 작용을 '소화'라고 한다. 장의 중요한 기능중의 하나가 소화다.

우리가 먹은 음식은 가장 먼저 침과 위의 소화액에 의해 탄수화물과 단백질의 일부가 분해된 뒤 장에서 단백질, 탄수화물, 지방이 마저 분해된다. 소화된 영양소는 장 안쪽에 있는 융모(주름돌기)라는 주름에서 체내로 흡수된다.

수분을 흡수하여 변을 만들고 배설한다

영양소가 체내로 흡수된 뒤에는 음식 찌꺼기가 장내에 남는다. 그 찌꺼기에서 수분을 흡수하여 변을 만들어서 몸 밖으로 배출하는 것이 장의 두 번째 기능이다.

액체 상태의 음식 찌꺼기는 수분이 천천히 장으로 흡수되면서 단단한 변이 된다. 그 변이 항문 앞(직장)까지 운반되면 자극이 뇌에 전달되어 변이 마려워져서 배설된다. 이때 장운동에 이상이 생기거나 수분이 제대로 흡수되지 않으면 변비나 설사가 생긴다.

병원체 · 독소 등으로부터 몸을 보호한다

장의 세 번째 기능은 어쩌면 많이 알려지지 않은 내용일 수도 있으나, 실은 이 책과 가장 관련이 깊다.

몸속의 소화관은 입에서 항문까지 하나의 호스 구조로 이루어져 있다. 장내는 말하자면, '내부에 존재하는 외부'로서 세균, 바이러스, 중금속, 곰팡이, 식품첨가물 등 다양한 병원체나 독소와 늘 접촉하는 위험한 장소이기도 하다. 그래서 장에는 몸에 나쁜 병원체나 독소가 체내로 침입하는 것을 막는 기능이 갖춰져 있다.

장은 장내세균이나 독소 등이 몸속으로 들어오는 것을 막기 위해 상피세포에 장애물 기능이 있다. 즉 장의 내벽은 끈적끈적한 점액으로 덮여서 병원체와 독소의 침략을 막는다. 또한 인체에는 외부 병원균의 침

범을 감지하여 물리치는 '면역'이라는 체계가 확립돼 있는데, 그 기능을 담당하는 면역세포의 절반 이상이 장에 모여 있다. 그래서 장을 '우리 몸의 제일 큰 면역기관'이라 부르기도 한다.

독소가 장내에서 몸속으로 흘러드는
장 누수 증후군

장이 지닌 세 가지 기능 중 병원체·독소 등으로부터 몸을 보호하는 기능이 저하되면 무슨 일이 일어날까?

건강한 장은 세포들 간의 밀착결합으로 상피세포들 사이를 빈틈없이 메워서 장내의 중금속 등 환경오염 물질, 칸디다 같은 유해 병원체, 식품첨가물 따위의 나쁜 것들이 체내로 들어가지 못하도록 차단한다.

그러나 이러한 독소나 병원체, 몸에 나쁜 음식, 스트레스 등으로 말미암아 장벽(창자벽)에 만성 염증이 발생하면 장의 내층이 손상되어 장벽에 늘어선 세포 간 밀착결합이 느슨해지고 물질의 통과가 수월해진다. 즉 본래 흡수될 수 없는 '덜 소화된 단백질과 유독 물질'이 몸속으로 흘러들어간다. 원래 장벽을 투과하지 못하는 소화가 덜 된 음식, 노폐물, 미생물 성분 등이 체내로 누출되어버리는 것이다(leak).

이처럼 덜 소화된 것, 노폐물 따위가 혈류에 섞여 몸의 여러 부위에

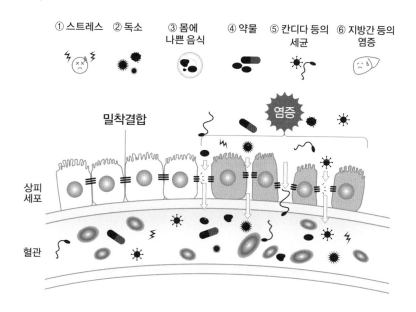

① 스트레스 ② 독소 ③ 몸에 나쁜 음식 ④ 약물 ⑤ 칸디다 등의 세균 ⑥ 지방간 등의 염증

밀착결합

염증

상피 세포

혈관

운반되면서 몸속에 염증이 일어난다. 이 때문에 자가면역질환, 알레르기, 감염증 등의 병에 걸리게 된다. 이렇게 장의 장애물 기능이 떨어짐으로써 몸 안으로 누출된 병원체와 독소가 질병을 일으키는 현상을 '장 누수 증후군(leaky gut syndrome)'이라고 한다.

　장 누수 증후군으로 말미암아 장내 환경이 황폐해지면 도표 4-2와 같은 증상이 발생한다. 정말로 히포크라테스가 남긴 '모든 질병은 장에서 시작된다'라는 말과 딱 들어맞지 않는가.

　그리고 장내 환경의 악화는 부신 피로를 부른다. '장 누수'로 말미암

아 생기는 부신 피로는 장내 환경을 한층 더 악화시키는 요인이 되기도
한다. 인과관계가 일률적이지는 않지만 서로 영향을 끼침으로써 장 누
수 증후군과 부신 피로 증상이 동시에 나빠지는 악순환에 빠지고 만다.

왜 장내 환경이 나빠지면
우울증에 걸릴까

장 누수가 일으키는 증상(도표 4-2 참고) 가운데는 우울증과 주의력결
핍과잉행동장애(ADHD) 같은 정신·신경계 질환이 포함돼 있다.

왜 장내 환경이 나빠지면 정신·신경계 질환이 생길까?

사실 장은 '제2의 뇌'라고도 불리는데, 독자적인 신경망을 지니고 있
어서 뇌로부터 지령이 없어도 독립적으로 활동할 수 있기 때문이다. 즉
뇌의 신호를 기다리지 않고 소화, 흡수, 배설과 같은 기능을 수행한다.

최근 연구에서는 뇌와 장이 서로 정보를 전달하여 쌍방향으로 작용하
는 관계에 있다는 사실이 밝혀졌다. 이처럼 뇌와 장이 밀접하게 서로 영
향을 미치는 것을 '장뇌 상관(腸腦相關)'이라고 한다.

예를 들어, 동물 대부분은 스트레스를 받으면 배가 아파오면서 변이
마려워진다. 이는 뇌가 자율신경을 통해 장에 스트레스 자극을 전달하
기 때문이다. 반대로, 장에 병원균이 감염되면 불안감이 증가한다는 연

도표 4-2 :: 장내 환경의 악화로 생기는 주요 증상

종류	증상
피부 질환	여드름, 아토피, 비사증(鼻齄症), 건선, 두드러기 등
갑상샘 질환	만성 갑상샘염, 갑상샘 기능 저하증, 갑상샘 기능 항진증
대장 질환	변비, 설사, 염증성 장 질환, 과민대장증후군 등
부신 질환	부신 피로, 콩팥병
원인 특정이 곤란한 질환	류머티즘, 섬유근육통, 두통
부비강과 구강 질환	감기, 식품 과민
신경계 질환	우울증, ADHD, 자폐증
암	

구 보고가 있다. 그리고 뇌가 느끼는 식욕에도 소화관에서 분비되는 호르몬이 관여하는 것으로 드러났다. 이러한 현상은 장의 상태가 뇌의 기능에도 영향을 미친다는 점을 나타낸다.

장과 마찬가지로 뇌에도 유해 물질의 침입을 막는 장애물 기능이 있는데, '혈액뇌관문(Blood Brain Barrier, BBB)'이 그것이다. 장내 환경의 악화로 이 기능이 떨어지는 현상을 '뇌 누수 증후군(leaky brain syndrome)'이라고 일컫는다.

장벽의 세포 간 밀착결합에 깊이 관계하는 단백질로 조눌린(zonulin)이 있다. 이것이 장의 상피 표면에 있는 수용체에 결합하면 상피의 투과성이 높아져서 밀착결합이 헐거워진다. 그러면 조눌린이 장내에서 체

내로 침투해 혈류를 타고 뇌까지 도달해 혈액뇌관문의 밀착결합도 느슨해진다. 그 결과로 생긴 뇌 속 세포 사이의 빈틈을 통해 유해 물질이 뇌 안으로 들어간다. 이것이 '뇌 누수'다.

뇌 속에 유해 물질이 침투하는 뇌 누수로 말미암아 염증이 발생하면 조바심, 집중력 저하 등의 정신적 불편이나 두통이 생긴다. 말하자면, 뇌의 내부가 소쿠리처럼 변해서 그 속에 아무리 지식이나 기억을 많이 넣어도 새어나가 전혀 쌓이지 않는다. 이같이 뇌 누수 때문에 발생하는 뇌 속 염증은 알츠하이머나 인지 기능 저하에도 크게 영향을 끼친다.

장 누수를 일으키는
식품들

장내 환경을 어지럽히고, 나아가 뇌 내 환경에도 악영향을 주는 장 누수의 주요 원인으로는 여섯 가지가 있다.

① 장내 환경에 악영향을 끼치는 음식
② 독소
③ 장 이외 기관에 생긴 기능장애(지방간 등)
④ 약물

⑤ 병원성 세균

⑥ 정신적인 스트레스

'①장내 환경에 악영향을 끼치는 음식'부터 살펴보자. 장내 환경에 유난히 악영향을 많이 끼치는 것을 열거하면 아래와 같다.

- 알코올
- 카페인
- 트랜스지방산
- 정제 당질
- 정제 곡물(밀가루/글루텐)
- 우유(카세인)
- GMO(유전자 변형 식품)

"이렇게나 많아?", "밀가루와 우유도 나빠?"라며 놀라는 사람도 있을 수 있다. 우리가 아무런 의심도 하지 않고 이 식품들을 섭취하고 있으나, 이것들이 장 누수의 원인이 된다.

내가 인식하지 못하는 사이에
장내로 들어오는 독소들

다음은 '②독소'다. 우리는 알게 모르게 음식물, 배기가스 등을 통해 많은 독소를 섭취하는데, 이것들도 장내 환경을 혼란스럽게 만드는 요인 중 하나다. 장내 환경을 어지럽히는 독소들을 정리하면 다음과 같다.

- 농약 등의 환경오염 물질, 화학물질
- 배기가스, 담배
- 식품첨가물
- 중금속, 치아의 수은 충전재(아말감)
- 곰팡이 독

'④약물'은 아예 먹지 말라고 하는 것이 아니다. 약을 먹어야 할 때는 있다. 다만, 반드시 먹을 필요가 없는 약은 되도록 피하는 것이 장내 환경의 안정에 바람직하다.

예컨대, 위산 분비를 억제하는 제산제 처방이 필요한 환자는 흔하지 않다. 소화기 전문의인 나의 경험으로 볼 때 위산이 많이 분비되는 사람은 거의 없다. 위산 분비를 지나치게 억제하면 오히려 소화와 영양 흡수가 불량해진다고 생각하는 편이 좋다. 그리고 진통제, 스테로이드,

경구피임약 등도 장내 환경을 황폐하게 만든다.

곰팡이의 일종인 칸디다가
장내 환경을 훼손한다

'⑤병원성 세균'의 대표로 꼽히는 것은 칸디다다. 칸디다는 진균(眞菌)이라고 하는 곰팡이의 한 종류다. 이는 우리의 피부와 점막에 정상적으로 존재하는 세균이며, 건강한 사람의 장내에도 서식한다. 유익균, 유해균이라는 단어를 들어봤을 것이다. 장내세균에는 유익균과 유해균 외에 '눈치꾼균'이라는, 어중간한 태도를 취하는 균이 있다.

유익균, 유해균, 눈치꾼균의 균형은 2:1:7이 이상적이라고 알려져 있다. 칸디다는 눈치꾼균에 속하는데, 기본적으로는 얌전하게 장내에서 살아간다. 그런데 앞서 이야기한 장 누수가 일어나 장내 환경이 황폐해지면 유익균, 유해균, 눈치꾼균의 수적 균형이 무너진다(이런 비정상을 '장내세균의 불균형'이라고 한다). 그러면 평소에 얌전하게 지내던 칸디다가 둥근 알갱이 모양의 효모 형태에서 서서히 팡이실(균사)을 펴기 시작한다. 그리고 장내에 달라붙어서 떨어지지 않게 된다. 더욱이 칸디다는 외부로부터 자신을 보호하고자 바이오 필름(bio-film, 생물막)이라는 막을 두른다. 미끈미끈한 형태의 바이오 필름은 한번 붙어버리면 떼어내기가 무척 어렵다. 목욕탕의 욕조나 타일에 곰팡이가 피면 좀처럼 제거되지 않는데, 그와 같은 현상이 장내에서 일어나는 것이다.

팡이실을 펴서 장내에 찰싹 붙은 칸디다는 아세트알데히드나 암모니아 등의 독소를 방출하거나, 몸 밖으로 배출돼야 할 중금속을 끌어안기도 한다. 그리고 장 누수를 촉진하여 장내 환경을 더욱 황폐화하는 악순환에 빠뜨린다. 오래된 아파트나 물에 잠겼던 주택의 지붕 밑에는 곰팡이가 번식하는데, 거기에서 발생하는 곰팡이 독도 장 누수의 주요 원인이다.

이처럼 장 속에 붙은 칸디다를 제거하는 치료에는 몇 가지 방법이 있다. 그중 하나가 항진균제를 처방하여 칸디다를 근절하는 것이다. 그러나 이 치료법은 유익균까지 죽여버리므로 치료함과 동시에 항진균제에 저항할 수 있는 유익균이나 소화효소를 섭취할 필요가 있다. 만약 항진균제를 구할 수 없을 때는 항진균 허브(herb)를 섭취하는 방법도 있다. 항진균 허브를 배합한 보충제도 여러 종류가 시판되고 있다.

하지만 내가 이 대목에서 딱 잘라 말하고 싶은 점은 '장내 환경을 개선하지 않은 채 칸디다를 제거한다면 근본적인 치유 효과를 기대할 수 없다'는 것이다.

칸디다는 죽을 때 아세트알데히드, 암모니아와 같은 독소를 배출한다. '다이오프(die off)'라고 하는 이 현상은 심한 두통, 어시럼증, 메스꺼움, 설사, 복통 등의 소화기 장애를 일으킬 수 있다. 다이오프 때 방출되는 독소의 70%는 장내로 배출된다. 장내 환경이 악화되어 상처가 많은 상태에서 칸디다를 제거하려는 시도는 다이오프 증상을 고스란히 겪는 꼴이 되고 만다. 거듭 강조하지만, 먼저 장내 염증을 제거하지 않으면 장의 환경을 근본적으로 개선할 수 없다.

'모든 질병은 장에서 시작된다'라는 명언처럼, 장내 환경을 보완하여 안정화하는 해결책은 결국 제1장에서도 지적한 '질병의 근본 원인 5가지'에 그 실마리가 있다. 여기서는 우리 몸을 질병으로부터 지키는 데 장내 환경이 얼마나 중요한지를 이해했으면 한다.

질병으로부터 나를 지키는 최후의 보루, 간의 해독 작용

간의 중요한 작용
3가지

    간의 해독 기능은 장내 환경과 연계하여 질병을 막아주는 마지막 방어자의 소임을 다한다. 그 기능에 관해 상세히 알아보자.

    술을 좋아하는 사람이라면 건강검진 때마다 AST(GOT), ALT(GPT), γ-GTP 같은 간 기능 수치에 신경을 쓸 것이다. 그러나 이외의 일상생활에서 간의 존재를 의식할 기회는 별로 없는 것 같다. 침묵의 장기라고도 불리는 간은 손상을 입어도 증상을 자각하기 어려운 부위이기 때문이다. 그러나 간이 하는 일을 생각하면 이상이나 장애를 재빨리 발견하여 개선하는 것이 아주 중요하다.

간의 역할은 크게 세 가지로 요약된다.

① 해독

② 담즙의 생산

③ 에너지 대사

각각의 작용에 관해 자세히 알아보자.

간 해독의
3단계

우리가 생활하는 환경은 여러 가지 오염 물질로 넘쳐난다. 유해 중금속, 석유화학 제품, 담배, 배기가스, 플라스틱, 공장 폐기물, 접착제, 건축용 약품, 도료, 화장품 등 열거하자면 끝이 없지만 이것들은 모두 우리의 건강에 해를 끼치는 환경오염 물질이다.

현대사회에서는 이러한 환경오염 물질에서 벗어나는 것이 현실적으로 어렵다. 환경오염 물질로부터 우리가 직·간접적으로 어떤 편익을 받고 있기 때문이다. 그런 점에서는 환경오염 물질과 공존할 수밖에 도리가 없다. 그래서 간의 해독 기능이 중요하다. 체내에 침입한 환경오염 물질을 배설하면 몸의 항상성을 유지할 수 있기 때문이다.

이러한 간의 해독 기능은 어떤 흐름으로 일어나는 것일까? 해독 기능은 크게 3단계를 거쳐서 대상 물질을 몸 밖으로 배출함으로써 이루어진다.

제1단계 : 변성

먼저 몸속에 들어온 환경오염 물질은 지방조직 속에 녹아든 형태로 장에서 간으로 운반된다. 그리고 간에서 이물질 대사 효소인 사이토크롬 P450의 작용으로 지용성(기름에 녹는 성질) 물질에서 수용성(물에 녹기 쉬운 성질) 물질로 바뀐다. 이 과정을 '변성'이라고 한다. 이 단계에서는 활성산소가 많이 발생하기 때문에 항산화 대책이 꼭 필요하다.

제2단계 : 포합

'변성'을 거쳐 대사된 중간 대사산물은 '글루크론산', '글루타티온'과 같은 물질의 작용으로 수용성이 더해져서 체외로 배출되기 쉬워진다. 글루크론산이나 글루타티온이 중간 대사산물과 서로 끌어안으므로 이 과정을 '포합(抱合)'이라고 한다.

도표 4-3 :: 간의 해독 기능 3단계

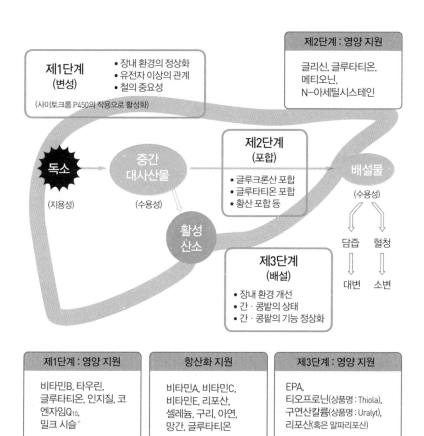

제2단계 : 영양 지원
글리신, 글루타티온,
메티오닌,
N-아세틸시스테인

제1단계
(변성)
• 장내 환경의 정상화
• 유전자 이상의 관계
• 철의 중요성
(사이토크롬 P450의 작용으로 활성화)

제2단계
(포합)
• 글루크론산 포합
• 글루타티온 포합
• 황산 포합 등

독소
(지용성)

중간
대사산물
(수용성)

배설물
(수용성)

담즙 혈청

대변 소변

활성
산소

제3단계
(배설)
• 장내 환경 개선
• 간 · 콩밭의 상태
• 간 · 콩밭의 기능 정상화

제1단계 : 영양 지원
비타민B, 타우린,
글루타티온, 인지질, 코
엔자임Q$_{10}$,
밀크 시슬*

항산화 지원
비타민A, 비타민C,
비타민E, 리포산,
셀레늄, 구리, 아연,
망간, 글루타티온

제3단계 : 영양 지원
EPA,
티오프로닌(상품명 : Thiola),
구연산칼륨(상품명 : Uralyt),
리포산(혹은 알파리포산)

---

* 밀크 시슬(milk thistle) : 엉겅퀴의 일종으로, 잎과 씨를 식용한다. 씨는 2,000년 동안 간 질환과 독소
로부터 간을 보호하는 데 쓰여왔다.

제3단계 : 배설

포합되어 지방세포에서 나올 수 있게 된 환경오염 물질은 담즙 또는 혈액 속으로 이동되어 대소변에 섞여 배설된다. 이 가운데 70%가 대변에, 20~30%가 소변에, 나머지가 땀·손발톱에 혼합되어 배설된다.

쓸개즙산의
역할

쓸개즙(쓸개즙산)이라고 하면 식사로 섭취한 지질이나 지용성 비타민(비타민A·비타민D·비타민K·비타민E)을 흡수하는 기능을 먼저 떠올릴 것이다. 그러나 쓸개즙산은 우리 몸의 조절 분자, 즉 '호르몬용 물질'로서 다음과 같이 여러 가지 중요한 역할을 맡고 있는 것으로 밝혀졌다.

- 지질 대사 : 식사로 섭취한 지질을 미세하게 분해해 췌장의 리파아제가 쉽게 분해하도록 돕는다.
- 당 대사 : 간, 근육, 지방조직에서의 인슐린 저항성을 개선하여 인크레틴(incretin)의 분비를 항진한다.
- 에너지 대사 항진 : 갑상샘호르몬에 작용하여 에너지 대사를 활성화한다.

도표 4-4 ::: 식이섬유가 많이 함유된 식품

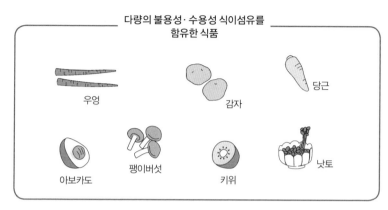

다량의 불용성·수용성 식이섬유를
함유한 식품

우엉
감자
당근
아보카도
팽이버섯
키위
낫토

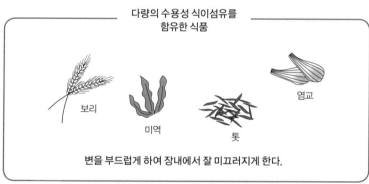

다량의 수용성 식이섬유를
함유한 식품

보리
미역
톳
염교

변을 부드럽게 하여 장내에서 잘 미끄러지게 한다.

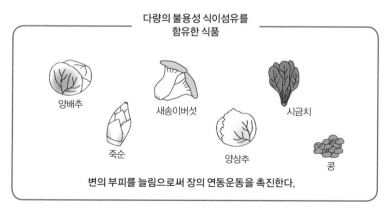

다량의 불용성 식이섬유를
함유한 식품

양배추
새송이버섯
시금치
죽순
양상추
콩

변의 부피를 늘림으로써 장의 연동운동을 촉진한다.

- 배변 촉진 : 대장에 작용함으로써 연동운동을 촉진하고, 장내에 수분 분비를 늘려서 변비를 개선한다.

- 면역 조절 : 쓸개즙산은 수상(樹狀) 세포의 분화를 유도한다.

- 살균·항균 작용

- 해독 작용

- 항염증 효과 : 염증을 일으키는 사이토카인의 생산을 조절하여 염증을 억제한다.

이토록 중요한 역할을 하는 쓸개즙산의 분비를 늘리려면 수용성 식이섬유를 많이 섭취해야 한다. 보리(찰보리, 납작보리), 미역·실말·톳 같은 해조류, 염교 등이 좋다.

담즙산은 콜레스테롤로 만들어진다. 콜레스테롤이 몸에 나쁘다며 멀리하는 경향이 있지만, 콜레스테롤의 80%는 쓸개즙산으로 변환되어 비타민D와 같은 지용성 비타민, 코티솔 등의 호르몬, 코엔자임Q10, 그리고 세포막의 기질(基質)이 되므로 우리 몸에 꼭 필요한 물질이다. 그러므로 약물요법으로 콜레스테롤 수치를 줄이기 전에 항산화 중심의 식사를 해서 수치를 조절하는 것이 바람직하다.

해독만큼 중요한 간의 역할, 에너지대사

해독과 어깨를 나란히 하는 간의 중요한 작용인 에너지대사에 관해 알아보자.

간에서 일어나는 '대사'는 소화기관에서 운반된 탄수화물(당질), 단백질, 지방(지질) 등의 영양소를 체내의 각 기관이 필요로 하는 영양소로 바꾸거나 에너지로 저장해두는 작용을 가리킨다. 간이 수행하는 대표적인 에너지대사의 내용은 아래와 같다.

- 당의 대사
- 당의 비축(간 글리코겐)
- 당의 신생
- 케톤체의 합성

당질·지질·단백질은 간의 미토콘드리아에서 모두 '아세틸조효소A'로 변환되어 공통 회로인 구연산회로로 들어가서 전자전달계로 나아가면 대량의 ATP가 생산된다. 그리고 글루코스가 중성지방으로 변환되어 저장되기도 하고, 단백질 분해 산물인 아미노산에서 글루코스가 만들어지는 당의 신생과 같이 당질·지질·단백질은 서로 변환되어 이용된다.

간은 이렇게 합성된 글리코겐이나 중성지방 외에 장에서 흡수된 일부 비타민(비타민A · 비타민D · 비타민B$_{12}$ 등)과 철분 따위를 저장했다가 필요에 따라 몸속으로 보내준다. 이를테면, 영양소의 저장고 구실을 하는 기관이 간이다.

이러한 간의 에너지대사 중에서 당의 신생은 질병의 근본 원인 5가지 중 하나인 저혈당과 관계가 깊다.

제5장

질병의 근본 원인 5가지는
식사를 통해서
예방·개선하자

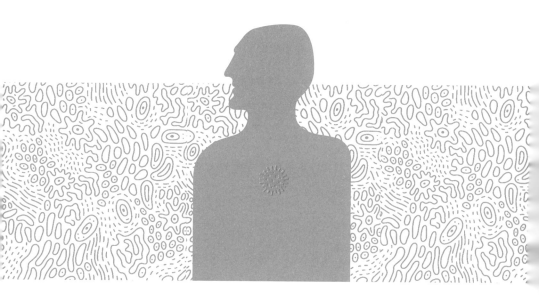

"우리 몸은 먹은 음식으로 이루어져 있다(You are what you eat)"
는 말이 있듯 우리 몸을 구성하는 약 37조 개의 세포는 섭취한 먹
을거리로 만들어진다. 그래서 인체의 각 기능을 활성화하고 향상
시키려면 식사와 영양 관리가 필수다.

지금까지 여러 번 강조해온, 질병을 부르는 근본 원인 5가지를
예방하고 개선하기 위해서도 식사가 중요하다. 단, 건강에 좋다고
알려진 음식은 아무리 많이 섭취해도 효과를 볼 수 없다. 자신의 증
상이나 몸의 특징(개인차)을 판별한 후에 필요한 영양소를 보충해
야 한다.

이 장에서는 질병의 근본 원인 5가지를 예방하고 개선하는 식사
법에 관해 설명한다. 특히 만성 염증, 저혈당, 수면 부족에 관해서
는 개별적으로 제시할 예정이다. 또한 장내 환경의 악화는 질병의
근본 원인 5가지 모두와 직결되는 만큼 장내 환경을 안정적으로 유
지하기 위한 식사법도 소개할 것이다.

5-1
질병의 근본 원인 5가지를
예방·개선하기 위한 올바른 접근법

생활습관을 바로잡는 것이
예방· 개선의 첫걸음이다

이 책에서 나는 '모든 질병의 근본 원인은 5가지(만성 염증, 저혈당, 수면 부족, 스트레스, 운동 부족)다'라는 이야기를 되풀이해서 강조하고 있다. 이 근본 원인 5가지가 시발점이 되어 미토콘드리아의 기능이 나빠지고, 신경전달물질이나 호르몬 균형에 비정상적인 현상이 생기고, 최종적으로 장내 환경이 나빠지고 간의 해독 기능이 저하됨으로써 여러 가지 질병이 발생한다. 특히 부신피질이 분비하는 호르몬인 코티솔이 지나치게

151

많아지거나 적어지는 부신 피로가 종래의 의료 지식으로는 원인을 알아내지 못한 심신의 불편, 즉 '미병'을 일으킨다는 이야기도 했다.

부신 피로도 근원을 거슬러 올라가면 질병의 근본 원인 5가지에 도달한다. 그러므로 부신 피로를 치료할 때도 이 5가지 근본 원인에서 시작하는 것이 옳다. 가령, 장내 환경이 악화하여 장에 칸디다가 번식하고 있다고 치자. 칸디다를 완전히 퇴치하는 치료를 할 수는 있지만, 그 근본 원인을 개선하지 않으면 언젠가는 다시 재발하고 만다.

그러면 이 근본 원인 5가지부터 개선하고자 할 때 구체적으로는 어떻게 하는 것이 좋을까? 여기까지 차근히 읽어온 독자는 벌써 알아챘겠지만, 그것은 바로 '생활습관 바로잡기'다.

생활습관의 3대 요소는 식사, 수면, 운동이다. 이러한 생활습관을 개선하지 않은 채 장내 환경을 좋게 하는 유산균과 간 해독을 보완하는 보충제를 많이 먹는 것은 효험이 없다. 무엇보다 수면과 운동은 이미 질병의 근본 원인 5가지에 포함돼 있다.

내가 경영 중인 클리닉에서는 부신 피로를 치료할 때 식사·운동·수면 습관을 재검토하는 것부터 시작한다. 그렇게 함으로써 만성 염증이나 저혈당과 같은 부신 피로의 근본 원인을 개선해나갈 수 있다.

식사에서 중요한 점은
개인차를 확실히 파악하는 것이다

운동과 수면 습관의 개선에 대해서는 이미 제2장에서 구체적인 접근 방식을 설명했다. 식사에 관해서는 내 이론의 기준으로 삼고 있는 분자 영양학의 관점에서, 질병의 근본 원인 5가지를 개선하기 위한 방법을 제시하고자 한다.

여기서 말하는 식사란 보충제를 포함하여 섭취하기를 권장하는 영양소와, 독소·식품첨가물 등 섭취하지 말아야 할 식품을 말한다. 본론으로 들어가기 전에, 다음과 같은 요점 두 가지를 마음속에 새겨두자.

첫째, 몸의 특징이나 증상에는 개인차가 있으며, 어떤 영양소가 충분하고 어느 것이 부족한지도 사람마다 다르다. 이 차이를 알아낸 뒤에 섭취해야 할 영양소를 결정해야 만족스러운 효과를 기대할 수 있다. '장에 좋은 ○○균', '○○에 잘 듣는 보충제' 등 시중에는 영양 면에서의 효능을 선전하는 식품이나 보충제가 많지만, 그것들을 모두 섭취한다고 그 효과가 그대로 나타난다는 보장은 없다.

둘째, 영양소는 섭취뿐만 아니라 흡수·소비하는 것도 중요하다. 가령 검사에서 아연이 부족하다고 판명되었다고 치자. 이때 '왜 아연이 모자랄까?' 하고 원인을 생각하면 다음과 같은 점을 고려할 수 있다.

- 섭취하는 양이 부족한가?
- 섭취는 하는데 흡수가 안 되는가?
- 몸속에서 소비하는 양이 많아서 모자라는 것일까?

그리고 다음과 같은 사항들도 생각하게 된다.

- 어느 정도의 양이 필요한가?
- 왜 흡수되지 않는가?
- 무엇 때문에 계속 소비되고 있는가?

위의 질문들처럼 섭취, 흡수, 소비의 각 관점에서 원인을 찾아내지 않으면 정곡을 찌르는 개선책을 강구할 수 없다.

또 하나의 예를 들면, 장내 환경이 불안정할 때는 애써 섭취한 영양소도 흡수하지 못할 뿐만 아니라 흡수되지 않은 영양소는 독소가 되고 만다. 고단백 식품을 먹은 뒤에 소화·흡수되지 않은 단백질은 장내 세균의 먹이가 되며, 아미노산의 일종인 트립토판으로부터 인돌이라는 발암성 물질이 만들어진다. 이 인돌이 몸속을 돌면서 암을 유발한다. 이런 사실도 모르고 섣불리 "단백질을 섭취하자!"라고 권하는 것은 어이가 없는 짓이다.

따라서 개인 차이를 인식한 후에 섭취, 흡수, 소비의 관점에서 자기 몸의 특성에 맞는 식사를 준비할 필요가 있다. 참고로, 161쪽에 실린 도표 5-2를 보면 부족한 영양소를 스스로 점검할 수 있으니 체크리스트 삼아 살펴보기 바란다.

주식은
현미가 최적이다

식사를 개선하려면 개인차를 파악하는 것이 중요하나, 많은 사람에게 공통으로 해당하는 중요한 사항이 있다. 그 내용은 다음과 같다.

① 주식은 현미가 제일 좋다.
② 콩·종·해·채·어·버·감
③ 영양소 7가지는 적극적으로 섭취한다.
④ 부신 피로 증상이 있는 사람은 피해야 하는 식품이 있다.

먼저, 주식은 현미(또는 오트밀)가 가장 적합하다. 현미에는 백미에 비해 비타민, 미네랄, 식이섬유가 몇 배에서 몇 십 배나 많이 함유되어 있어서 이상적인 주식이라고 할 수 있다. 다만, 현미나 오트밀에는 불용성 식이섬유가 많이 들어 있어서 싫어하는 사람도 많으리라고 생각한다. 무리하지 말고 오분도(쌀겨층을 50%만 벗겨낸 것) 현미부터 시작해보자.

현미를 먹으면 변비가 생긴다는 사람은 보리(찰보리, 납작보리)를 섞어보는 것도 괜찮다. 왜냐하면 보리에는 다량의 수용성 식이섬유가 포함되어 있기 때문이다. 단, 보리에는 글루텐이 함유되어 있지 않지만 글루텐 유사 물질인 글루텔린과 호르데인(hordein, 보리에 들어 있는 단순 단백질)이라는 단백질이 들어 있다. 이 때문에 알레르기 반응을 일으킬 수 있으므로 주의가 필요하다.

현미에 함유된 아브시스산의 독성이나 피트산(phytic acid)이 일으키는 미네랄 흡수 장애 등을 지적하는 목소리도 있다. 아브시스산은 식물의 건조를 막아주는 물질로서 모든 식물에 들어 있는데, 고농도가 아니면 독성을 두려워할 필요가 없다. 아직까지 현미밥에 함유된 아브시스산 정도로 건강이 나빠졌다는 의학적인 보고는 없다. 최근에는 피트산이 지닌 항산화·항암·해독 등의 기능에 이목이 쏠려 있다.

만약 이런 물질들에 신경이 쓰인다면 현미를 48시간 정도 물에 담가 발아시킴으로써 이것들을 떨어져나가게 할 수 있다. 그래도 걱정이 된다면 물에 담가놓는 시간을 늘려서 밥을 지으면 문제없다.

'콩·종·해·채·어·버·감'은 균형 잡힌 식사의 키워드로, 예부터 자주 언급되었다. 이런 식품을 일상의 식사에서 골고루 섭취하는 것이 식생활의 기본 중 기본이다.

도표 5-1 :: 균형 잡힌 식사의 주요 식품류 7가지

콩	콩류	⟶	콩, 팥, 완두콩 등
종	종자류	⟶	깨, 호두, 땅콩 등
해	해조류	⟶	미역, 다시마, 김 등
채	채소류	⟶	잎줄기채소, 뿌리채소, 꽃채소(화채류) 등
어	어패류	⟶	잔고기, 새우, 조개류 등
버	버섯류	⟶	표고버섯, 만가닥버섯, 잎새버섯 등
감	감자류	⟶	감자, 고구마, 참마 등

적극 섭취하기를 권하는 영양소 7가지

질병의 근본 원인 5가지를 예방·개선하는 데 있어 꼭 섭취해야 하는 영양소를 소개한다. 각 영양소가 결핍될 때 나타나는 주요 증상도 기재했으니 지금 나에게 부족한 영양소는 없는지 체크해보자.

① 단백질

② 철

③ 비타민B군

④ 비타민C

⑤ 마그네슘

⑥ 아연

⑦ 비타민D

단백질

단백질을 뜻하는 영어인 프로테인(protein)은 그리스어 프로테이오스(proteios)가 어원으로, '가장 소중한 것'이라는 뜻이다. 이를 통해 단백질이 우리 몸을 만드는 데 중요한 물질이라는 점을 알 수 있다. 그야말로 '목숨의 재료'라고 할 수 있는 영양소가 단백질이다. 단백질의 기능을 보면 생명을 만든다는 말이 대번에 이해될 것이다.

- 근육·내장·뼈·힘줄·뇌·신경을 만든다.
- 세포를 복구한다.
- 혈액을 만든다.
- 머리털·피부·손발톱을 만든다.
- 효소·호르몬을 만든다.
- 신경전달물질을 만든다.

즉 단백질 섭취가 부족하면 신경전달물질이나 호르몬을 만들 수 없다.

철

철은, 호흡을 통해 우리 몸에 들어온 산소를 혈액 속에서 운반하는 헤모글로빈의 일부로, 산소를 온몸에 옮겨 나르는 구실을 한다. 또한 혈액 속의 산소를 근육 안으로 받아들이는 역할도 한다.

철은 세균, 식물, 동물 등 대부분의 생물에게 필요하지만 철의 결핍으로 고민하는 사람이 적지 않다. '아침이 괴롭다', '짜증이 난다', '목이 막히는 느낌이 있다' 같은 증상을 보이는 사람은 철 결핍의 가능성이 매우 높다.

비타민B군

제3장에서도 설명했듯이 비타민B군은 미토콘드리아를 가동하는 데 필수이며, 신경전달물질의 생성에도 중요하게 작용한다.

비타민C

비타민C는 체내에서 합성할 수 없는, 항산화에는 빼놓을 수 없는 비타민이다. 비타민C의 혈중 농도를 1이라고 치면 뇌는 20, 백혈구는 80, 부신은 150의 비타민C 농도가 필요하다고 알려져 있다.

마그네슘

우리의 생명 활동은 화학반응으로 이루어진다. 몸속에서 A라는 것이 B로 바뀔 때 효소가 작용한다. 예컨대, 알코올도 효소가 작용하여 분해한다. 마그네슘은 체내에서 무려 600종의 효소 반응에 관여하는 것으로 밝혀졌다.

아연

아연도 마그네슘과 마찬가지로 300개 이상의 효소 활성과 해독에 작용한다. 수면 부족의 원인인 구리의 과잉을 해소하는 데는 서로 경쟁적으로 작용하는 아연의 섭취를 늘리는 것이 효과적이다.

비타민D

비타민D는 만성 염증의 브레이크 구실을 한다. 얼마 전 코로나19가 대유행했을 때 면역력을 높이는 영양소로서 큰 주목을 받았다.

비타민D의 예방 효과는 코로나19뿐만 아니라 인플루엔자, 알레르기 질환, 심혈관계 질환, 자가면역질환 등에 폭넓게 작용한다. 당뇨병의 혈당 및 우울증을 조절하는 데에도 비타민D가 관련되어 있다.

비타민D를 생성하기 위해서는 햇볕을 제대로 쐬는 것이 좋다. 식품 중에서는 연어, 정어리 등의 생선과 버섯류에 많이 함유돼 있다.

도표 5-2 :: 영양소 결핍에 따른 증상들

영양소	결핍 증상 체크하기
단백질	_____ 밥, 빵, 면을 자주 찾는다. _____ 육류나 달걀을 잘 먹지 않는다. _____ 냉증 때문에 괴롭다. _____ 피부가 거칠고 칙칙하다. _____ 보충제의 효과가 없다. _____ 되도록 낮은 열량을 섭취한다. _____ 콜레스테롤이 걱정돼서 달걀을 먹지 않는다. _____ 채소 위주의 식사를 한다. _____ 단백질은 육류나 생선이 아니라 두부나 낫토로 섭취하고 있다.
철	_____ 아침이 괴롭다. _____ 두통, 어지럼, 귀울림에 시달린다. _____ 짜증, 불안감이 강하다. _____ 목이 막히는 느낌이 있다. _____ 멍이 잘 든다. _____ 건강을 위해 육류 섭취를 삼가고 있다. _____ 손발이 자주 차가워진다. _____ 계단을 오르면 숨이 찬다. _____ 월경량이 많다.
비타민B군	_____ 언제나 피곤하다. _____ 잠을 잘 자지 못한다. _____ 구내염이 생긴다. _____ 단것을 좋아한다. _____ 술을 자주 마신다. _____ 육류를 잘 먹지 않는다. _____ 채소를 잘 먹지 않는다. _____ 어깨 결림이 좀처럼 낫지 않는다. _____ 집중력이 지속되지 않는다. _____ 잠을 깊이 자지 못한다.
비타민C	_____ 채소나 과일을 잘 먹지 않는다. _____ 스트레스가 쌓이면 단 음식을 먹는 경우가 많다. _____ 일상생활이나 일 때문에 스트레스를 받을 때가 많다. _____ 담배를 피운다. _____ 기미, 주름이 많아졌다. _____ 잠을 자더라도 피로가 풀리지 않는다.
마그네슘	_____ 빵, 쌀밥, 과자 등을 자주 먹는다. _____ 술을 자주 마신다. _____ 스트레스를 느낀다. _____ 많은 종류의 약을 먹고 있다. _____ 짠 것을 좋아한다. _____ 격렬한 운동을 자주 한다. _____ 전통식 음식보다 서양식 음식을 좋아한다.
아연	_____ 감기에 자주 걸린다. _____ 머리가 잘 빠진다. _____ 피부가 건조해지기 쉽다. _____ 상처가 잘 낫지 않는다. _____ 맛을 느끼기가 어렵다.

부신 피로 증상이 있는 사람은
피하는 편이 좋은 식품

부신 피로 증상에 시달리는 사람은 평소 식사에서 아래의 식품을 피하는 것이 좋다.

- 가공식품, 식품첨가물
- 정제 밀가루, 우유, 정제 설탕(백설탕)
- 카페인
- 알코올, 담배

정제 밀가루(글루텐), 우유(카세인), 정제 설탕은 장내 환경을 악화시키는 대표적인 식품이다. 나도, 이미 부신 피로가 진행 중인 환자에게는 적극적으로 이 식품들을 멀리하도록 지도한다.

카페인은 혈당을 올리고 코티솔, 아드레날린의 분비도 촉진한다. 특히 부신 피로가 진행 중인 사람은 카페인의 섭취를 삼가야 한다.

알코올은 간 기능에 큰 부담을 주기에 간의 해독 기능을 악화하는 요인이 된다. 칸디다를 살균하는 과정에서 알코올을 섭취하는 것은 간에 몹시 나쁘다.

흡연은 말할 것도 없이 우리 몸에 백해무익하다. 담배에는 카드뮴을 비롯한 중금속과 약 4,000종 이상의 화학물질이 포함되어 있으며, 대량의 발암물질도 확인되고 있다.

외래 환자 중에는 '담배를 피우는데도 몸 상태가 나쁘지 않다'고 생각해서 의사가 물어보지 않으면 흡연자라는 사실을 알려주지 않는 사람도 있는데, 이는 옳지 않은 일이다.

만성 염증을 예방·개선하는 식사법

만성 염증의 브레이크 구실을 하는 영양소

여기서부터는 질병의 근본 원인 5가지와 장내 환경의 황폐화를 예방 및 개선하기 위한 식사법에 관해 살펴본다. 먼저 만성 염증을 예방하고 개선하는 식사법부터 알아보자.

제2장에서 설명한 대로 만성 염증이 몸속에 퍼지면 조직의 섬유화가 멈추지 않아 돌이킬 수 없는 반응에 빠져버린다. 그래서 염증성 사이토 카인의 브레이크 구실을 하는 항염증성 영양소를 꼭 섭취해야 한다. 그 것은 세 가지다.

① 항염증성 지질

② 항염증성 허브

③ 비타민D

항염증성 지질 :
염증을 억제하는 오메가-3 지방산

만성 염증이 생기면 대식세포로부터 인터류킨-6 또는 TNF-α 등의 염증성 사이토카인이, 비만 세포로부터 TNF-α 같은 염증성 사이토카인이 생성된다. 이 염증성 사이토카인을 진정시키기 위해서는 항염증성 지질을 섭취하는 것이 효과적이다.

우리가 흔히 먹는 지방산에도 염증을 일으키기 쉬운 것과 잘 일으키지 않는 것이 있다. 주로 동물성 지방에 함유된 장쇄(long-chain) 지방산이나 식물성 지방에 포함된 리놀산과 같은 오메가-6 계통 지방산의 과다 섭취가 염증을 불러일으킨다. 반면에, 식물에 함유된 알파리놀렌산, 아마기름, 생선에 포함된 EPA와 DHA 등의 불포화지방산인 오메가-3 계통 지방산에는 항염증 기능이 있다.

왜 오메가-3 계통의 불포화지방산에 항염증 기능이 있을까?

우리 몸에는 '에이코사노이드(eicosanoid) 시스템'이 존재한다. 에이코

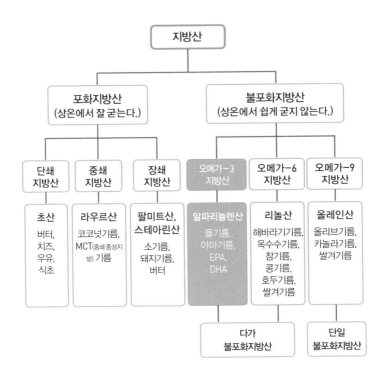

사노이드란 프로스타글란딘(pg), 프로스타사이클린(pgi), 류코트리엔 (lt), 트롬복산(tx)과 같은 생리활성물질의 총칭이다.

　오메가-3, 오메가-6, 오메가-9 계통의 불포화지방산은 섭취되면 효소의 작용으로 대사되어 세포막에 포함되는 인지질로 변해서 에이코사노이드의 재료가 되어 염증을 억제하거나 일으키는 작용을 한다, 이중 오메가-3 계통 불포화지방산에는 염증을 억눌러 그치게 하는 에이

도표 5-4 :: 에이코사노이드 시스템

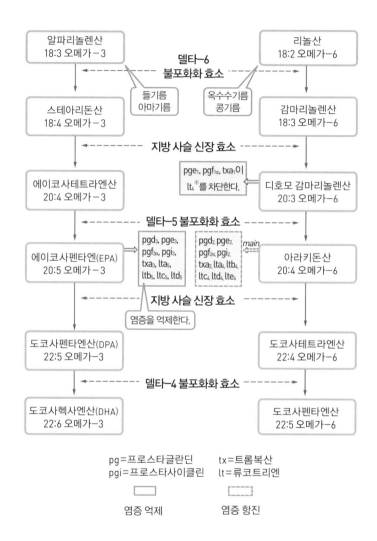

pg=프로스타글란딘 tx=트롬복산
pgi=프로스타사이클린 lt=류코트리엔

염증 억제 염증 항진

---

* pge₁, pgf₁α, txa₁, lt₄는 생리활성물질인 pg, tx, pgi, lt의 종류들이다.

코사노이드를 만들어서 염증성 사이토카인을 억제하는 기능이 있다.

불포화지방산인 오메가-3와 오메가-6의 섭취 비율은 1:2 또는 1:3이 이상적이다. 하지만 1:6~1:20으로 오메가-6를 더 많이 섭취하는 경우가 흔하다. 오메가-6 계통 불포화지방산에도 염증성 사이토카인을 억제하는 기능이 있지만 너무 많이 섭취하면 염증성 사이토카인을 불러일으킨다.

항염증성 허브 :
항염증 기능을 지닌 3대 허브 '베·쿠·케'

항염증 허브는 만성 염증을 멈추는 데 매우 효과적이다. 여기서는 '베·쿠·케', 즉 3대 항염증 허브인 베르베린, 쿠르쿠민, 케르세틴을 소개하겠다.

베르베린

설사약으로 알려진 베르베린은 장의 꿈틀거림을 완화하여 장내 부패와 비정상 발효를 억제하는 기능을 발휘한다. 또한 소화를 촉진하고 염증을 제한하는 효과도 있다. 일반적으로 한방약의 원료로 쓰이는 황벽나무 껍질에도 베르베린이 풍부히 함유돼 있다.

쿠르쿠민

지용성 폴리페놀의 일종이다. 울금(강황) 등에 함유된 노란색 성분으로, 카레의 원료로 잘 알려진 허브다. 위 기능을 강화하면서 담즙 분비를 촉진해 간 기능을 향상한다. 물론 항염증 작용도 한다.

케르세틴

케르세틴은 플라보노이드, 폴리페놀의 일종으로 주로 양파 등의 채소에 많이 함유된 성분이다. 면역세포(대식세포, T세포)의 활성화 및 증가를 제한하고 염증을 억제하는 기능이 있다. 또한 항산화 효소인 카탈라아제와 글루타티온, 페록시다아제를 유도하여 미토콘드리아의 기능을 개선한다. 과도한 히스타민 생산을 억제하는 항알레르기 기능도 있다.

비타민D

앞서 언급한 비타민D(160쪽 참고)도 항염증 작용을 하는 중요한 영양소다.

5-3
저혈당을 예방·개선하는
식사법

혈당 스파이크를 억제하려면
'간식을 자주 그리고 적게 먹기'

'당질 제한식'이나 '당질 제로', '혈당 낮추기' 등의 효과를 내세우는 식품에서 알 수 있듯이, 혈당에는 '나쁜 것'이라는 이미지가 따라다닌다. 그러나 제2장에서도 지적했듯이, 우리 몸의 에너지원인 혈당이 소진돼서는 안 된다. 저혈당 경향이 있는 사람은 오히려 에너지를 고갈시키지 않기 위해서 질 좋은 당질을 섭취하는 것이 필수다.

저혈당 증상이 나타나는 동안에는 혈당의 급격한 변동(혈당 스파이크)이 일어난다. 극단적으로 높아진 혈당은 인슐린이 대량으로 분비됨으로써 급격히 떨어진다. 동시에, 반대로 혈당을 올리고자 코티솔이 과다하게 분비된다. 이로 말미암아 코티솔의 분비에 이상이 발생되는, 즉 부신 피로가 야기된다.

이러한 혈당 스파이크를 억제하여 인슐린이나 코티솔의 분비를 정상적으로 조절하는 데는 간식을 자주 조금씩 섭취하는 것이 효과적이다. 식후에 혈당이 올라갔다가 떨어지기 시작할 때 간식을 먹음으로써 혈당의 상승·하강 곡선을 가파르지 않게 만들어간다. 식사 후 2시간 정도 지났을 때가 간식 타이밍이다.

간식으로 가장 적합한
'칡가루 수프'

그러면 간식은 어떻게 먹는 것이 좋을까? 간식이라고 하면 치즈나 견과류를 떠올리는 사람도 있을 것이다. 치즈와 견과류 모두 영양가가 높지만, 소화에 에너지인 ATP가 소비되기에 저혈당 대책으로는 그다지 권하고 싶지 않다. 흰밥, 밤 등 탄수화물도 나쁘지는 않지만 이것들도 소화에 에너지가 쓰인다.

추천하고 싶은 음식은 아미노산이 함유된 수프에 양질의 칡가루를 섞은 '칡가루 수프'다. 칡의 녹말은 혈당을 천천히 오르게 하고, 아미노

171

산이 들어 있는 수프는 장의 손상된 점막을 회복시킨다.

혈당 지수(glycemic index)가 낮은 당질이라고 해서 무엇이든 섭취해도 되는 것은 아니다. 질이 좋은 당질을 선택하는 것이 저혈당 치료의 핵심이다. 통밀과 현미 등으로부터 양질의 녹말과 식이섬유를 섭취하도록 노력하자.

칡가루 수프에 싫증이 나면 잘게 썬 호박이나 뻥튀기 과자를 치킨 수프나 콩소메, 날치나 가다랑어의 맛국물에 넣어 먹는 방법도 괜찮다.

어쨌든 간식을 자주 그리고 적게 먹어 당질과 아미노산을 섭취함으로써 혈당을 서서히 올리고 장 점막을 복구하는 것이 중요하다.

밤에 저혈당이 자주 나타나는 사람에게는 취침 전에 꿀을 1티스푼 섭취하도록 권하기도 한다. 꿀의 당분이 칸디다 또는 유해균의 먹이가 되는 것은 아닐까 하고 걱정하는 의견도 있지만, 나는 열처리를 하지 않은 꿀을 이용한 저혈당 관리가 더 중요하다고 여긴다. 효소, 비타민, 미네랄은 열을 가하면 망가지는 특징이 있다. 열처리가 되지 않은 생꿀은 질 좋은 효소, 비타민, 미네랄이 함유되어 있다.

[칡가루 수프 레시피]

재료

- 끓는 물 200~300mL
- 아미노산이 함유된 가루수프 1큰술(약 10g)
- 칡가루 1큰술(약 10g)

만드는 법

1. 칡가루는 덩어리가 지므로 처음에는 물을 적게 붓고 반죽한다.

2. 끓는 물 200~300mL를 붓고 칡가루가 반투명해질 때까지 잘 저어준 후에 아미노산이 들어 있는 가루수프(맛국물이나 사골 국물)를 넣는다.

※ 미지근한 물에서는 녹말이 소화에 나쁜 상태로 변하므로 끓는 물에 녹이는 것이 중요하다. 만약 투명(걸쭉)하게 만들기가 어려울 때는 전자레인지로 10초 정도 데우는 것을 한두 번 반복하면 확실히 걸쭉해진다.

[칡가루 수프 먹는 법]

1. 밥은 아침, 점심, 저녁 3끼를 먹는다.

2. 식후 2시간 뒤 15분 간격으로 칡가루 수프를 간식으로 먹는다. 이때 먹는 양의 배분이 중요하므로, 15분 간격으로 한 모금씩 홀짝홀짝 먹는 방식을 유지한다. 한 모금 먹는 양을 20mL로 하면 1시간에 80mL, 12시간에는 960mL를 먹게 된다.

3. 하루에 5그릇(200mL×5그릇=1L)을 먹되 오전에 2그릇, 오후에 2그릇, 자기 전에 1그릇으로 배분하면 편리하다.

인슐린 저항성을
개선하는 보충제

저혈당의 원인 중 하나로 '인슐린 초기 분비 부전' 등의 인슐린 저항성도 있다는 사실을 제2장에서 밝혔다. 이런 인슐린 저항성은 다음과 같은 보충제를 사용하면 개선할 수 있다.

알파리포산

알파리포산은 강력한 항산화 작용이 있어서 포도당을 쉽게 흡수하고 구연산회로의 작용을 촉진한다. 또한 해독을 촉진하고 인슐린 저항성을 개선하는 기능이 있다.

알파리포산은 비오틴(비타민B군에 속하는 수용성 비타민의 일종)과 서로 길항(拮抗, 대항)하므로 알파리포산이 섭취될 때는 비오틴도 함께 섭취된다. 비오틴은 당, 지질, 단백질의 대사에 쓰이는 중요한 조효소다. 시판 중인 보충제 중에도 비오틴을 함유한 알파리포산이 있다.

크롬

크롬은 대사와 관련된 필수 미네랄 가운데 하나다. 인슐린 수용체의 조효소로서 인슐린의 작용을 돕는다. 톳, 미역 등의 해조류에 많이 함유되어 있다.

아연

아연은 인슐린의 구성 성분이기도 하며 인슐린의 합성·저장·분비에 관여한다.

비타민B군

비타민B군은 미토콘드리아를 가동하는 데 필수적인 영양소다. 특히 비타민B_1, 비타민B_2, 비타민B_6, 니아신은 당 대사의 조효소로서 중요한 구실을 한다.

비타민D

비타민D의 혈중 농도가 저하되면 인슐린 저항성이 높아지는 것으로 밝혀졌다.

비타민이나 미네랄로
미토콘드리아를 활성화하자

저혈당을 예방하고 개선하려면 미토콘드리아를 활성화하여 당의 신생을 촉진하는 것이 기본이다. 이렇게 하기 위해서라도 질 좋은 식생활을 영위하도록 마음속에 새겨두자.

미토콘드리아의 활성화에 필요한 영양소는 아래와 같다.

- 비타민B군 : B_1, B_2, B_3, B_5, B_6, B_7, B_{12}
- 항산화물질 : 비타민C, 비타민E, 코엔자임Q_{10}, 알파리포산, 글루타티온
- 지질 대사 : 카르니틴, 마그네슘
- 미네랄 : 철, 마그네슘, 아연

이 영양소들이 부족하면 미토콘드리아가 제대로 작동하지 않는다. 그러니 비타민B군과 미네랄의 섭취를 게을리 하지 말자. '체내 에너지 발전소'인 미토콘드리아에서는 ATP를 만들어내는 동시에 활성산소도 다량 배출하므로 영양소 미토콘드리아의 활성을 촉진하기 위해서는 반드시 항산화물질을 섭취해주어야 한다.

5-4
수면 부족을 예방·개선하는 식사법

신경전달물질은

단백질로 만들어진다

　제2장에서 설명한 대로 수면 부족을 일으키는 원인을 분자영양학의 관점에서 살펴보면, 수면의 질을 높이는 열쇠가 되는 호르몬인 멜라토닌과, GABA 같은 신경전달물질을 만들어내는 것이 중요하다는 점을 깨닫는다. 이 물질들의 핵심이 되는 영양소는 아래와 같다.

　● 미네랄(마그네슘, 철, 아연, 구리)

- 단백질
- 비타민B$_6$

미네랄(마그네슘, 철, 아연, 구리)

미네랄 가운데서도 마그네슘, 철, 아연은 신경전달물질의 분비에 반드시 필요하다. 이들 미네랄은 억제계 신경전달물질인 GABA와 호르몬인 멜라토닌의 생성에 꼭 있어야 한다. 그리고 흥분계 신경전달물질인 도파민, 노르아드레날린 등의 분비 조절에도 이들 미네랄이 필수적이다.

수면 부족의 원인 중 하나가 구리 과잉이라고 제2장에서 얘기했는데, 구리 과잉을 개선한다는 점에서도 구리와 관계가 깊은 아연을 충분히 섭취하는 것이 중요하다. 아연은 과잉 섭취의 가능성이 거의 없으므로 기회가 있는 대로 섭취해두고, 구리가 많이 함유된 식품은 되도록 섭취를 피하자. 초콜릿(카카오)이 대표적이다.

단백질

수면 호르몬인 멜라토닌을 생성하는 재료는 억제계 신경전달물질인 세로토닌이며, 이것의 원료는 트립토판이다. 단백질이 잘 흡수되지 않으면 트립토판이 만들어지지 않는다.

장내 환경이 나빠져서 단백질의 흡수 장애가 일어나면 아무리 단백질을 많이 섭취하더라도 멜라토닌을 생성할 수 없다.

도표 5-5 ⠿ 신경전달물질의 생성

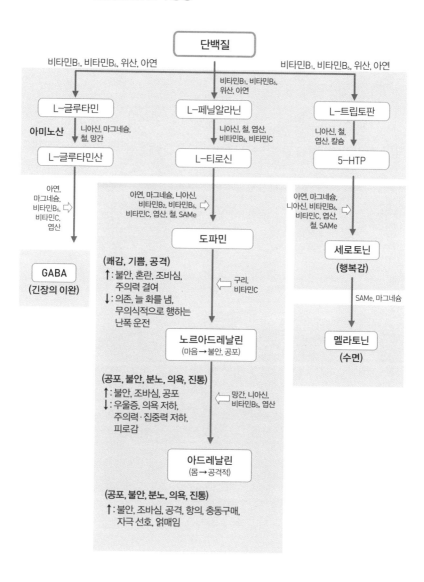

단백질

비타민B₁, 비타민B₆, 위산, 아연

비타민B₁, 비타민B₆, 위산, 아연

비타민B₁, 비타민B₆, 위산, 아연

L-글루타민

L-페닐알라닌

L-트립토판

아미노산

니아신, 마그네슘, 철, 망간

니아신, 철, 엽산, 비타민B₆, 비타민C

니아신, 철, 엽산, 칼슘

L-글루타민산

L-티로신

5-HTP

아연, 마그네슘, 비타민B₆, 비타민C, 엽산

아연, 마그네슘, 니아신, 비타민B₂, 비타민B₆, 비타민C, 엽산, 철, SAMe

아연, 마그네슘, 니아신, 비타민B₆, 비타민C, 엽산, 철, SAMe

GABA

(긴장의 이완)

도파민

세로토닌

(행복감)

(쾌감, 기쁨, 공격)

↑ : 불안, 혼란, 조바심, 주의력 결여

↓ : 의존, 늘 화를 냄, 무의식적으로 행하는 난폭 운전

구리, 비타민C

SAMe, 마그네슘

노르아드레날린

(마음 → 불안, 공포)

멜라토닌

(수면)

(공포, 불안, 분노, 의욕, 진통)

↑ : 불안, 조바심, 공포

↓ : 우울증, 의욕 저하, 주의력·집중력 저하, 피로감

망간, 니아신, 비타민B₆, 엽산

아드레날린

(몸 → 공격적)

(공포, 불안, 분노, 의욕, 진통)

↑ : 불안, 조바심, 공격, 항의, 충동구매, 자극 선호, 얽매임

비타민B$_6$

수면 부족 해소에 필수적인 또 하나의 영양소는 비타민B$_6$다. 이는 뇌 속의 신경전달물질인 세로토닌, 도파민, 노르아드레날린, GABA 등의 합성에 필수적인 영양소다.

비타민B$_6$는 음식이나 보충제를 통해서도 섭취할 수 있지만, 당질의 과잉 섭취와 음주 습관은 이를 소비해버리기 때문에 주의가 필요하다.

장내 환경에
좋지 않은 식품들

장내 환경을 안정적으로 유지하려면
이런 식품은 섭취하지 않는 편이 좋다

이 장의 첫머리에서도 언급했듯이, 질병의 근본 원인 5가지를 예방하고 개선하는 식사를 하려면 음식물의 섭취뿐만 아니라 흡수와 소비까지 한 세트로 생각할 필요가 있다. 필요한 영양소를 식사나 보충제를 통해 많이 섭취해도 장내에서 체내로 흡수하지 못하거나 불필요하게 소비해 버리면 아무 효과도 얻지 못한다.

흡수는 당연히 장내 환경이 정상적으로 기능해야 원활히 이루어진다.

그러므로 장내 환경을 정상적으로 유지하는 것이 결국 질병의 근본 원인 5가지의 예방 및 개선에 가장 중요하다고 할 수 있다.

장내 환경을 건전하게 유지하기 위한 식사로는 어떤 것이 효과적일까? 요즈음 장내 환경의 중요성이 강조되어서인지 '○○균을 늘려주는…'이라는 문구로 장내 환경을 건실하게 만든다고 광고하는 식품이 많이 보인다. 이런 식품을 섭취하지 말라는 말이 아니다. 내가 강조하고 싶은 것은, 장내 환경에 나쁜 영향을 끼치는 물질은 섭취하지 않도록 유의해야 한다는 말이다. 독소가 장내에서 체내로 새어 나오는 '장누수 증후군'을 일으켜 장내 환경을 혼란스럽게 만드는 식품이나 물질은 가급적 피하는 것이 현명하다.

이제부터 그 식품들에 대해 구체적으로 열거하겠지만, 머리말에서도 말했듯이 나는 원칙적으로 이것들에 대해 "절대로 먹지 말라!"라고 말할 생각은 없다. 현대인의 식생활에 널리 쓰이거나 맛있는 식재료도 있기 때문에 적당히 즐기는 일도 소중하다. 하지만 장내 환경을 깨끗하게 하기 위해서는 될 수 있으면 의식적으로 먹지 않기를 권하는 바이다.

장내 환경을 교란하는 식품 ①
정제 곡물(밀가루)

최근에는 쌀가루를 사용한 빵이나 글루텐 프리를 내세운, 즉 밀가루를 사용하지 않은 상품을 매장에서 볼 수 있다. 그러나 왜 밀이 장내 환경을 교란하는지를 모르겠다는 사람도 많을 것이다. 여기에는 대략 세 가지 이유를 들 수 있다.

① 글루텐은 소화하기 어려운 단백질이다.
② 밀가루는 혈당을 급히 오르내리게 한다.
③ 글루텐에 함유된 글리아돌핀(gliadorphin)이 중독성을 부른다.

글루텐은 소화하기 어려운 단백질이다

밀의 주요 영양소인 글루텐(gluten)은 원래 라틴어이며, 접착제를 뜻하는 'glue'가 어원이다. 이름에서 알 수 있듯이 밀가루는 물과 섞이면 끈적한 성질이 강해진다. 그리고 반죽이 되면 피자·파스타처럼 쫄깃하고 맛있는 식감이 생긴다.

이같이 글루텐은 점성이 높은 단백질이기에 우리 몸이 지닌 소화효소로는 분해하기 어렵다. 그래서 장의 점막에 들러붙어서 이물질이 되어버린다. 이 상태가 결국 점막을 손상시켜 염증을 일으켜서 '장 누수'

의 주요 원인이 되고 만다.

세상에는 유전적으로 글루텐을 먹지 못하는 자가면역질환인 셀리악병(celiac disease)을 앓는 사람도 있고, 글루텐이 많이 함유된 식사를 한 뒤에 위가 팽창하여 통증, 메스꺼움, 복부 경련을 일으키는 '글루텐 불내증(不耐症)'이 있는 사람들도 있다. 세계적인 테니스 선수인 노박 조코비치(Novak Djokovi)가 글루텐 프리 식사를 시작하고부터 시합 성적이 좋아져서 세계 챔피언이 됐다는 이야기는 잘 알려져 있다.

밀가루는 혈당을 급격히 오르내리게 한다

사실 밀 성분의 약 70%는 당질이며, 그중 약 75%는 '아밀로펙틴A'라는 물질이다. 아밀로펙틴A는 급격한 혈당 상승을 초래한다. 이렇게 높아진 혈당을 낮추려고 인슐린을 너무 많이 분비한 결과 지방을 축적하여 살이 찌거나 부종을 일으킨다. 또한 심한 피로감이나 집중력 저하를 느끼기도 한다. 아밀로펙틴A를 풍부하게 함유한 밀은 초콜릿 이상으로 혈당의 급상승을 야기한다.

글루텐에 함유된 글리아돌핀이 중독성을 부른다

글루텐에는 글리아돌핀(gliadorphin)이라는 단백질이 포함되어 있다. 이 단백질은 '오피오이드(opioid) 효과'를 나타내는 특징이 있다. 오피오이드란 수술 중이나 수술 후 외상, 그리고 분만 시의 통증을 가라앉히는 진통제로 쓰이는 마약의 일종으로 아편에도 들어 있는 물질이다.

글리아돌핀이 장(창자)에서 혈관 속으로 이동하여 혈액뇌관문을 통과하여 뇌 내에 도달하면 뇌의 오피오이드 수용체에 결합하여 모르핀과 유사한 작용을 일으킨다. 그 결과, 도파민이 방출되면서 뇌가 흥분 작용을 일으켜 "빵을 더 먹고 싶다!", "라면을 또 먹고 싶다!" 하는 중독 반응을 나타낸다.

장내 환경을 교란하는 식품 ②
우유

칼슘의 보급 수단으로 학교 급식에서도 오랫동안 사용해온 식품이 우유다. 누구나 우유를 식탁에 올리는 데 익숙하지만, 우유에 관한 인식이 최근에는 바뀌고 있다. 주된 요인으로 두 가지 증상을 들 수 있다.

① 유당 불내증
② 카세인(casein) 불내증

유당 불내증

사람은 갓 태어난 아기일 때 유당(젖당, 락토스)을 분해하는 물질인 '락타아제(lactase)'를 체내에서 만든다. 그러나 유아기를 지나면 락타아제의 생산이 줄어들어서 유당 분해 능력이 점차 상실되어간다. 특히 동양인은 락타아제가 85% 이상이나 감소한다. 요컨대, 동양인 가운데 상당수는 유아기를 넘기면 유당을 소화하지 못해 소화불량을 일으키기 쉽다. 이를 '유당 불내증'이라고 한다. 우유를 마신 후에 배탈이 나는 것은 이 때문이다.

소화하지 못한 카세인에서는 소화되지 않은 단백질인 '카소모르핀(casomorphin)'이 생성된다.

카세인 불내증

우유에 포함된 단백질의 약 80%를 차지하는 것은 카세인이다. 이는 다시 알파(α), 베타(β), 카파(κ)의 카세인으로 분류되는데, 이 중 알파카세인이 많이 함유된 우유는 사람이 소화할 수 없다. 따라서 글루텐처럼 소화할 수 없는 물질이 장내에 많아짐으로써 장에 염증이 생겨서 장 누수가 일어난다. 게다가 알파카세인은 소화되지 않기에 알레르겐(항원)이 되어 지연형 알레르기*의 원인이 되기도 한다.

또한 소화되지 못한 카세인은 소화가 덜 된 단백질, 즉 카소모르핀을 생성한다. 장에서 혈액 속으로 흘러간 카소모르핀은 글리아돌핀과

---

* 지연형(遲延型) 알레르기 : 면역세포 중 하나인 T세포의 이상으로 발생하는 자연 면역반응.

마찬가지로 혈액뇌관문을 통과해 오피오이드 수용체에 결합함으로써 마약 물질과 비슷한 작용을 일으켜서 정신이나 신경에 질환을 유발하는 것으로 알려져 있다.

그밖에도 젖소의 먹이에 포함된 잔류 농약이나 항생제, 소의 성장을 앞당겨 젖을 많이 나오게 하기 위한 호르몬 주사 등 우유의 위험성에 대한 쟁점이 지속적으로 부각되고 있다. 자폐증이나 조현병의 치료에서 카세인 제거로 증상이 개선된 사례도 많이 보고되어 있다.

장내 환경을 교란하는 식품 ③
트랜스지방산

트랜스지방산은 마가린은 물론이고 유명 햄버거 체인점의 햄버거와 감자튀김에도 들어 있는 지방산이다.

독자 여러분도 알다시피, 트랜스지방산으로 감자를 튀기면 먹음직스러운 색깔로 바싹하게 튀겨진다. 하지만 인체에는 틀림없이 해악을 끼친다. 왜냐하면 트랜스지방산의 분자 구조가 플라스틱과 거의 같기 때문이다. '트랜스지방산을 먹는 행위는 플라스틱을 먹는 것과 같다'라고 해도 지나치지 않다.

거듭 강조하지만, 나는 "이건 절대 먹으면 안 된다"라는 식으로 말하지 않으려고 최대한 애쓰고 있다. 사람마다 체질이나 건강 상태가 다르고, 각자 안고 있는 증상도 다양하기 때문이다. 그러나 트랜스지방산에 관해서는 "절대로 먹으면 안 된다"라고 단언하는 바이다. 트랜스지방산을 사용한 햄버거와 감자튀김은 며칠 방치해도 썩지 않고 바퀴벌레도 접근하지 않는다. 바퀴벌레조차도 '이걸 먹으면 위험하다'고 알고 있는 것이 아닐까.

장내 환경을 교란하는 식품 ④
정제 당질

정제 당질이란 일반적으로 잘 알려진 백설탕을 말한다. 정제 당질은 급격한 혈당 스파이크를 일으켜 심한 피로감이나 기분 침체를 야기한다. 그리고 강한 중독성은 각성제와 비슷해 점점 더 단것을 찾게 한다.

장내 환경과의 관계에서 보면 정제 당질은 장 누수의 큰 원인이 되는 칸디다가 매우 좋아하는 먹을거리이기도 하다. 과자뿐만 아니라 요리에도 폭넓게 사용되므로 완전히 멀리하기는 어렵겠지만, 장내 환경에 악영향을 미치기 때문에 가능하면 피하는 것이 좋다. 단, 설탕 중에는 섭취해도 좋은 종류도 있으므로 적절한 것을 선택하길 바란다.

장내 환경을 교란하는 식품 ⑤
GMO(유전자 변형 식품)

유전자 변형 식품은 농산물의 생산성을 높이는 과정에서 등장한 것으로, 이를 만들어내는 작물은 물을 주지 않거나 햇볕을 받지 않아도 잘 자란다. 해충도 가까이 가지 않는다. 하지만 잘 생각해보자. 벌레도 싫어하는 식품을 사람이 먹어서 좋을 리가 없다.

장내 환경을 교란하는
독소는 멀리하자

마지막으로, 장 누수 증후군을 일으켜 장에서 체내로 침입해 각종 불편의 원인이 되는 독소에 관해서 알아두자. 현대의 식생활에는 도처에 독소가 혼입되어 있기에 모두 피하기는 어렵겠지만 다음의 다섯 가지 독소는 가능한 한 피하도록 애쓰자.

① 농약
② 호르몬제
③ 식품첨가물

④ 치아의 수은 충전재(아말감)

⑤ 약

영양요법 관련
주요 검사들

내가 생각하는 영양요법이란 '개체차를 판별하여 생화학적 근거를 확보함으로써 질병의 근본 원인을 찾아내는 치료법'이다. 질병의 근본 원인을 찾기 위해서는 다양한 생리화학 검사가 꼭 필요하다. 우리 병원에서 실시하는 주요 검사는 다음과 같다.

① 영양 분석 검사

② 미네랄·중금속 검사

③ 소변 유기산 검사

④ GI-MAP(Gastrointestinal Microbial Assay Plus, 위장 미생물 분석 플러스)

⑤ 타액 코티솔 검사

영양 분석 검사

자기 몸 상태를 아는 것은 건강을 유지하는 지름길이다.

- 건강검진에서 이상이 없다는데도 몸 상태가 좋지 않다.

- 의욕이 생기지 않는다.

- 평소 기분이 좋지 않다.

- 피로나 나른함을 느낀다.

- 왠지 모르게 몸이 편안하지 않다…….

이러한 불편의 원인은 영양 불균형, 비타민이나 미네랄의 부족일 수 있다. 영양 분석 검사는 의학적 검사 데이터를 해석하는 것은 물론 분자영양학적 특수 분석법으로 환자에게 부족한 영양소와 미네랄을 알아낸다.

예를 들어, 간 기능 상태를 나타내는 AST/ALT는 수치가 높으면 의학적으로는 간 기능장애라고 판단하지만, 낮을 때는 이상하다고 여기지 않는다. 그러나 분자영양학적으로는 AST와 ALT의 수치가 2 이상 차이가 나면 '비타민B$_6$가 부족하다'라고 판정한다.

그리고 γ-GTP가 높으면 의학적으로는 "알코올 섭취가 지나쳐요", "지방간이에요", "술, 단것을 삼가세요"라고 판별하지만, 낮을 때는 아무 지적도 하지 않는다. 그러나 분자영양학적으로는 '단백질이 모자란다'고 판단한다. 그리고 페리틴(저장된 철분) 수치가 낮으면 의학적으로는 "빈혈이니 동물의 간, 시금치 등을 적극적으로 섭취하라"고 요구한다. 틀린 판정은 아니지만, 나는 '미토콘드리아 기능이 떨어진 게 아닐까?'

라고도 생각한다.

이렇게 분자영양학적으로 채혈 데이터를 깊이 분석하는 것은 치료 방침을 세우는 데 큰 도움이 된다. 우리 병원에서는 70항목 이상을 검사하지만, 일반적인 채혈 검사 항목만으로도 환자의 몸 상태를 충분히 알 수 있다.

모발 미네랄·중금속 검사

'②모발 미네랄·중금속 검사'는 일반적으로 잘 알려져 있다. 우리 병원에서는 이와 별도로 '올리고스캔(OligoScan. 미네랄 및 유해 중금속 측정 해석기)'이라는 검사 기구를 이용하여 체내 미네랄과 유해 중금속의 양을 조사한다.

영양요법 외래를 하다 보면 '사람은 독소 투성이'라는 사실을 알게 된다. 환경오염 물질, 화학물질, 배기가스, 담배 등 많은 독소가 우리 주위를 둘러싸고 있다. 음식 조리에는 알루미늄 냄비가 쓰이고, 농약과 해조류에는 비소, 살충제에는 바륨, 화장품에는 비스무트, 담배에는 대량의 카드뮴이 포함돼 있다.

특히 생선을 즐겨 먹는 사람들은 너무 큰 생선, 특히 참치의 섭취에 주의해야 한다. 그 이유는 수은 때문이다. 후생노동성은 금눈돔·청새치·참치 등의 어류, 고래·돌고래와 같은 해양 포유류에 함유된 수은이 태아의 발육에 영향을 끼칠 우려가 있다면서, 임신 중이거나 그럴 가능성이 있는 여성은 이런 어류 및 포유류의 섭취량과 섭취 횟수를 제한하도록 권고하고 있다.

식물이나 퇴적물로 이루어진 석탄에도 수은이 들어 있다. 화력 발전으로 석탄을 태웠을 때 석탄 안의 수은이 대기 중에 방출되어 빗물 따위에 섞여서 토양, 하천을 오염시켜 메틸수은으로 변화한다.

그러나 어패류는 수은이 들어 있음에도 불구하고 양질의 단백질이 풍부하고 건강에 좋은 EPA·DHA 등의 불포화지방산을 다른 식품에 비해 많이 함유하고 있다. 오히려 육식 중심의 서구적 식생활은 비만이나 대장암과 관계가 깊다고 지적되고 있다.

후생노동성이 실시한 조사에 따르면, 평균적인 일본인의 수은 섭취량은 건강에 영향을 미칠 수준은 아니다. 특히 수은 함량이 높은 어류는 소량으로 먹어 수은 섭취량을 줄이면서 '어류 중심 식사'의 장점을 살려나가는 것이 바람직하다. 그리고 무엇보다 편향되지 않은 균형 잡힌 식생활을 유지해야 한다.

중금속이 백해무익하다는 사실은 변함이 없다. 현재 자기 몸속에 축적된 중금속의 양과 중금속 배설 능력을 아는 것으로 컨디션 불량의 원인을 알 수 있을지도 모른다.

소변 유기산 검사

사람의 생명 활동은 화학반응이다. 우리 몸은 에너지를 생산하거나 세포에서 대사 작용을 일으킬 때 중간 대사산물로서 '유기산'을 생성한다.

소변 유기산 검사에서는, 소변 속의 유기산 화합물 및 다른 대사 부산물을 조사함으로써 몸속에서 일어나는 세포 차원에서의 이변, 몸의 기능과 영양소의 상태 등을 알 수 있다. 장내의 칸디다와 유해균의 번식, 미토콘드리아의 기능, 신경전달물질의 균형이 발달 장애에 미치는 영향, 지질·아미노산의 대사, 몸속 해독 기능까지의 기초대사 과정에 이용되는 화합물인 유기산이 체내에서 얼마나 배설되고 있는지를 수치화함으로써 다양한 검사 항목을 알아볼 수 있을 정도로 매우 중요한 정보가 많은 검사다.

기상 후 첫 소변을 채취하여 냉동 보관 상태로 제출한다.

GI-MAP

GI-MAP는 qPCR(Quantitative Polymerase Chain Reaction. 정량적 중합효소 연쇄반응) 기술을 이용하여 소량의 대변 샘플로부터 장내 병원체, 칸디다 등의 진균, 바이러스, 기생충 등의 DNA를 측정해 장내 환경의 상태를 알기 위한 검사다.

GI-MAP는 정량검사(定量檢査)이므로, 음성일까 양성일까 하는 보고밖에 되지 않았던 기존의 대변 검사와 달리 극히 낮은 수준의 미생물을 측정하거나 세균, 기생충, 진균, 바이러스까지 특정할 수도 있다.

그밖에 장내의 소화·흡수 능력, 염증 상태, 면역 기능이나 장 누수에 크게 관여하는 조눌린 단백질의 증가 여부도 알 수 있다.

타액 코티솔 검사

부신에서 분비되는 코티솔은 '24시간 주기'의 분비 리듬을 타는데, 아침 8시경에 가장 많이 분비되며 취침 전에 가장 적게 분비된다. 스트레스 때문에 이러한 리듬이 깨지면 피로, 불면 등의 불편이 나타난다. 혈중 코티솔 측정과 달리, 타액(침)을 1일 4회 채취하여 코티솔 분비의 변동을 측정하는 것은 부신 피로의 수준을 아는 데 아주 중요한 일이다. 왜냐하면 그것에 따라 치료 방침이나 섭취해야 하는 영양 보충제의 종류도 달라지기 때문이다.

나의 비전은
웃음이 많고 건강한 사회를 만드는 것

이 책을 다 읽은 소감이 어떤지 궁금하다. '질병은 우리 몸에서 어떻게 시작될까?'에 대한 답을 찾았는지도 무척 궁금하다.

다시 말하면, 나는 아토피피부염, 갑상샘 기능 저하증, 과민대장증후군, 섬유근 통증, 두통, 감기, 우울증, ADHD, 자폐증, 암과 같은 질병의 원인은 만성 염증, 장내 환경의 혼란, 해독 기능의 저하라고 여긴다.

만성 염증을 일으키는 것은 운동 부족, 스트레스, 수면 부족, 감염병이다. 그리고 식생활의 균형이 무너지면 혈당 조절이 잘되지 않아 저혈당에 걸린다. 모든 질병은 이러한 근본 원인 5가지에서 비롯된다.

저혈당은 '미토콘드리아 기능장애'로 이어지며, 부신 피로(HPA 축 기능장애)를 일으켜서 코티솔 분비에 혼란을 주고, 나아가서는 갑상샘·성호르몬과 같은 호르몬의 분비 장애까지도 발생시킨다. 영양 상태가 나쁘면 도파민·노르아드레날린·세로토닌과 같은 신경전달물질이 정상적으로 생성되지 않아서 우리 몸의 균형도 제대로 유지할 수 없게 된다.

장내 환경이 중요한 것은 두말할 나위가 없다. 먹지 말았어야 했던,

덜 소화된 음식물이나 독소가 일으키는 장 누수를 개선하는 것은 물론 중요하다. 칸디다를 살균하는 것도 당연히 중요하다. 하지만 코티솔의 작용으로 염증이 개선되지 않으면 손상된 장의 점막이 복구되지 않으므로 결국 장내 환경이 좋아지지 않아 같은 증상이 재발할 수 있다.

"중금속이 몸속에 많다는 진단을 받았어요. 당장 치료하지 않아도 괜찮을까요?"

독소의 70%는 장에서 변을 통해 배설된다. 장내 환경의 개선 없이는 해독 작용이 일어날 수 없다. 순서가 중요하다. 원인을 알고 있어도 치료 순서가 틀려버리면 목적을 절대로 달성할 수 없다. 암과 같은 질병에 걸리지 않고 건강해지고 싶다면 다시 한번 이 책을 읽어보기 바란다. 또 다른 시각을 가질 수 있을 것이다.

2019년 12월 초 중국 우한에서 첫 확진자가 보고된 이후 불과 수개월 사이에 전 세계적 유행병이 된 코로나바이러스감염증(COVID-19)은 우리의 생활을 한꺼번에 변화시켜버렸다. 이 일을 계기로 새삼 예방의료의 중요성과, 자신의 몸은 스스로 지키지 않으면 안 된다는 생각을 다시 하게 된 이들이 많아졌을 것이다. 즉석식품이나 간편식품이 몸에 나쁘다는 점은 널리 알려져 있다. 하지만 "어떤 음식을 먹는 게 좋을까?", "나이 들어서 병에 걸리지 않으려면 어떻게 해야 할까?" 하고 걱정하는 사람도 많으리라고 생각된다.

여러분에게 묻고 싶다. 균형 잡힌 식사란 무엇일까?

자기 몸은 자신이 지킬 수 있다. 이미 몸 상태가 나빠진 사람, 자신의 힘으로는 어떻게 할 수도 없는 사람은 의사가 도울 수 있다.

고혈압, 당뇨병, 통증으로 고생하는 환자에게 강압제를 처방하고 혈당을 낮추고 통증을 없애는 약을 주는 것이 아니라 왜 혈압이 높을까, 왜 혈당이 오르는가, 왜 통증이 생기는가 하는 의문을 품고 생각하게 하는 분자영양학은 나에게 이상적인 학문이자 의료다. "대체의료는 가짜 의료다"라고 비판하는 이들도 있다. 물론 나는 현대 의료를 부정하지 않으며, 요즈음은 '현대 의료＋대체의료＝통합의료'를 주축으로 매일 진료에 임하고 있다.

웃음을 살지도 모르겠지만, 나는 '지구촌 가족 77억 명을 웃게 만들자'는 비전을 이루기 위한 사명감(Mission)과 가치(Value)를 설정했다. 나의 비전, 그건 현대 의료만으로는 달성할 수 없으니 통합의료가 있어야 이룰 수 있지 않을까 하고 진지하게 생각하고 있다.

나는 철인경기(트라이애슬론)를 하고 있으며, 매년 경기에 참여하기 위해 해외를 전전한다. 나의 정체성이기도 한 철인(ironman)을 통해 스포츠맨들과의 제휴도 검토 중이다. 그것은 분자영양학을 이용한 건강관리다.

금메달 열풍에 일본 전체가 들끓었던 '도쿄 올림픽 2020'을 보면서 나는 다음과 같이 생각했다.

'분자영양학으로 운동 실력을 2배로 늘릴 순 없을까?'

'젊은 나이에 은퇴해야 하는 운동선수들의 선수 수명을 연장할 길은 없을까?'

어떠한가? 생각만 해도 설레지 않는가?

아쿠아 메디컬 클리닉(AQUA medical clinic)이라는 이름에는 아래와 같이 환자를 위하는 간절한 마음이 녹아 있다.

A : Active life support

  (얼마나 활기찬 생활을 지원할 수 있을까?)

Q : Quality of life support

  (얼마나 인간답게 건강한 나날을 보낼 수 있도록 도울 수 있는가?)

U : Utility support

  (다양한 세태 변화에 대응하여 얼마나 환자의 요구에 부응할 수 있을까?)

A : Appropriate treatment

  (개개인에게 맞는 적절한 지도나 치료를 제공할 수 있는가?)

그리고 우리 클리닉이 추구하는 비전, 사명감, 가치는 다음과 같다.

비전(Vision) : 웃음이 많고 건강한 사회를 만드는 것.

사명감(Mission) : 우리 클리닉이 제공할 수 있는 최고의 정성과 의료를 환자에게 제공할 것.

가치(Value) : 그러기 위해서는 성실하고 정직할 것, 동료를 아끼고 신뢰를 쌓을 것, 그리고 무엇보다도 환자를 소중히 여길 것.

끝으로, 이 책을 출판하면서 나를 응원해준 임상분자영양의학연구회의 대표 미야자와 겐시 선생, 주식회사 뷔에의 대표이사 마고메 준 씨, 나추라르라보 주식회사의 대표이사 다나카 유키 씨, 의료법인의 모르겐로토 이사장 고구레 히로유키 씨에게 대단히 감사하다는 인사를 드린다. 크로스 미디어 퍼블리싱 사의 직원들에게도 많은 신세를 졌다. 정말 고맙다. 그리고 아쿠아 메디컬 클리닉 직원들에게는 항상 고맙다. 제멋대로인 원장을 지지해주어 진심으로 고맙다.

여러분의 도움 없이는 이 책의 완성은 있을 수 없었다.

의료법인 아쿠아 메디컬 클리닉 원장

_ 데리디 다게시

참고 문헌

○ JAMA Psychiatry. 2013 Feb;70(2):176−84

○ Janice K Kiecolt−Glaser, et al. Inflammation: depression fans the flames and feasts on the heat Am J Psychiatry. 2015 Nov 1;172(11):1075−91. doi:10.1176/appi ajp.2015.15020152. Epub 2015 Sep 11.

○ Effect of training on older patients with major depression; James A. Blumenthal, Arch Intern Med, 159, 1999

○ Xu Hu, Tao Wang, Feng Jin, Alzheimer's disease and gut microbiota, Sci China Life Sci. 2016 Oct;59(10):1006−1023.

○ Kyong−Son MIN, The physiological singnificance of metallothionein in oxidative stress, yakugaku zasshi 127(4) 695−702(2007)

○ 후쿠도 신(福士 審), 장뇌상관(腸脳相関), 소화기병과학(消化器病サイエンス) 2017;1:95−6

○ Guarino MP, Cicala M,Putibnani L, et al. Gastrointestinal neuromuscular apparatus; An underestimated target of gut microbiota. World J Gastroenterol 2016;22:9871−9

○ Vanner S, Greenwood−Van Meerveld B, Mawe G, et al. Fundmentals of Neurogastroenterology; Basic Science. Gastroenterology 2016; 150: 1280−91.

○ Boeckxstaens G, Camilleri M, Sifrim D, et al. Fundamentals of Neurogastroenterology; Physiology/Motility−Sensation. Gasroenterology 2016; 150:1292−304.

○ Adrenal Fatigue: The 21st Century Stress Syndrome; Jan 1, 2001 by James L.

Wilson and Jonathan V Wright

○ Safe Uses of Cortisol Aug 1, 2004 by William McK. Jefferies

○ Stay Young & Sexy with Bio–Identical Hormone Replacement The Science Explained Dec 16, 2009 by Jonathan V. Wright and Lane Lenard

○ The Hormone Handbook 2nd Edition (Portuguese) Paperback – 2010 by Thierry Hertoghe (Author)

○ Rachel P Ogilvie 1, Sanjay R Patel, The Epidemiology of Sleep and Diabetes, Curr Diab Rep, 2018 Aug 17;18(10)

○ S Larcher,et all,Sleep habits and diabetes, Diabetes Metab. 2015 Sep;41(4):263–271

○ Silke Ryan,Sleep and diabetes, Curr Opin Pulm Med. 2018 Nov;24(6):555–560.

○ M L Andersen, Effects of progesterone on sleep: a possible pharmacological treatment for sleep–breathing disorders?, Curr Med Chem. 2006;13(29):3575–82.

○ Fiona C Baker, Menstrual Cycle Effects on Sleep, Sleep Med Clin. 2018 Sep;13(3):283–294.

○ Lower risk of depression with elevated exercise

○ https://news.harvard.edu/gazette/story/2019/11/physical–activity–may–protectthose–at–risk–for–depression/

○ Depress Anxiety. 2020 Feb;37(2):106–114. doi: 10.1002/da.22967. Epub 2019 Nov 5.

○ JAMA Psychiatry. 2019 Apr 1;76(4):399–408. doi: 10.1001/jamapsychiatry.2018.4175.

옮긴이_ 배영진

부산대학교를 졸업했다. 젊은 시절에는 육군본부 통역장교(R.O.T.C)로 복무하면서 번역의 묘미를 체험하였다. 삼성그룹에 입사해 중역으로 퇴임할 때까지 23년간 일본 관련 업무를 맡았으며, 그중 10년간의 일본 주재원 생활은 그의 번역가 인생에 크게 영향을 미쳤다. 요즘은 일본어 전문 번역가로서 독자에게 유익한 일본 도서를 기획·번역하고 있다.

주요 역서로는 ≪은밀한 살인자 초미세먼지 PM2.5≫, ≪장뇌력≫, ≪초간단 척추 컨디셔닝≫, ≪원인 모를 통증 & 불쾌 증상은 단단해진 장 때문이다≫, ≪단백질이 없으면 생명도 없다≫, ≪냉장고 속 음식이 우리 아이 뇌와 몸을 망친다≫, ≪고혈압 신상식≫, ≪암의 역습≫, ≪해부생리학에 기초한 스트레칭 마스터≫ 등이 있다.

질병은 우리 몸에서 어떻게 시작될까

초판 1쇄 인쇄 | 2023년 9월 11일
초판 1쇄 발행 | 2023년 9월 18일

지은이 | 데라다 다케시
옮긴이 | 배영진
펴낸이 | 강효림

편 집 | 곽도경
표지디자인 | 올컨텐츠그룹
내지디자인 | 주영란
마케팅 | 김용우

용 지 | 한서지업(주)
인 쇄 | 한영문화사

펴낸곳 | 도서출판 전나무숲 檜林
출판등록 | 1994년 7월 15일·제10-1008호
주 소 | 10544 경기도 고양시 덕양구 으뜸로 130
        위프라임트원타워 810호
전 화 | 02-322-7128
팩 스 | 02-325-0944
홈페이지 | www.firforest.co.kr
이메일 | forest@firforest.co.kr

ISBN | 979-11-93226-03-2 (13510)

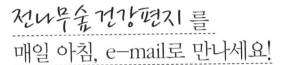

전나무숲 건강편지 를
매일 아침, e-mail로 만나세요!

전나무숲 건강편지는 매일 아침 유익한 건강 정보를 담아 회원들의 이메일로
배달됩니다. 매일 아침 30초 투자로 하루의 건강 비타민을 톡톡히 챙기세요.
도서출판 전나무숲의 네이버 블로그에는 전나무숲 건강편지 전편이 차곡차곡
정리되어 있어 언제든 필요한 내용을 찾아볼 수 있습니다.

http://blog.naver.com/firforest

 '전나무숲 건강편지'를 메일로 받는 방법 forest@firforest.co.kr로 이름과 이메일 주소를
보내주세요. 다음 날부터 매일 아침 건강편지가 배달됩니다.

유익한 건강 정보,
이젠 쉽고 재미있게 읽으세요!

도서출판 전나무숲의 티스토리에서는 스토리텔링 방식으로 건강 정보를
제공합니다. 누구나 쉽고 재미있게 읽을 수 있도록 구성해, 읽다 보면 자연스럽게
소중한 건강 정보를 얻을 수 있습니다.

http://firforest.tistory.com